U0307895

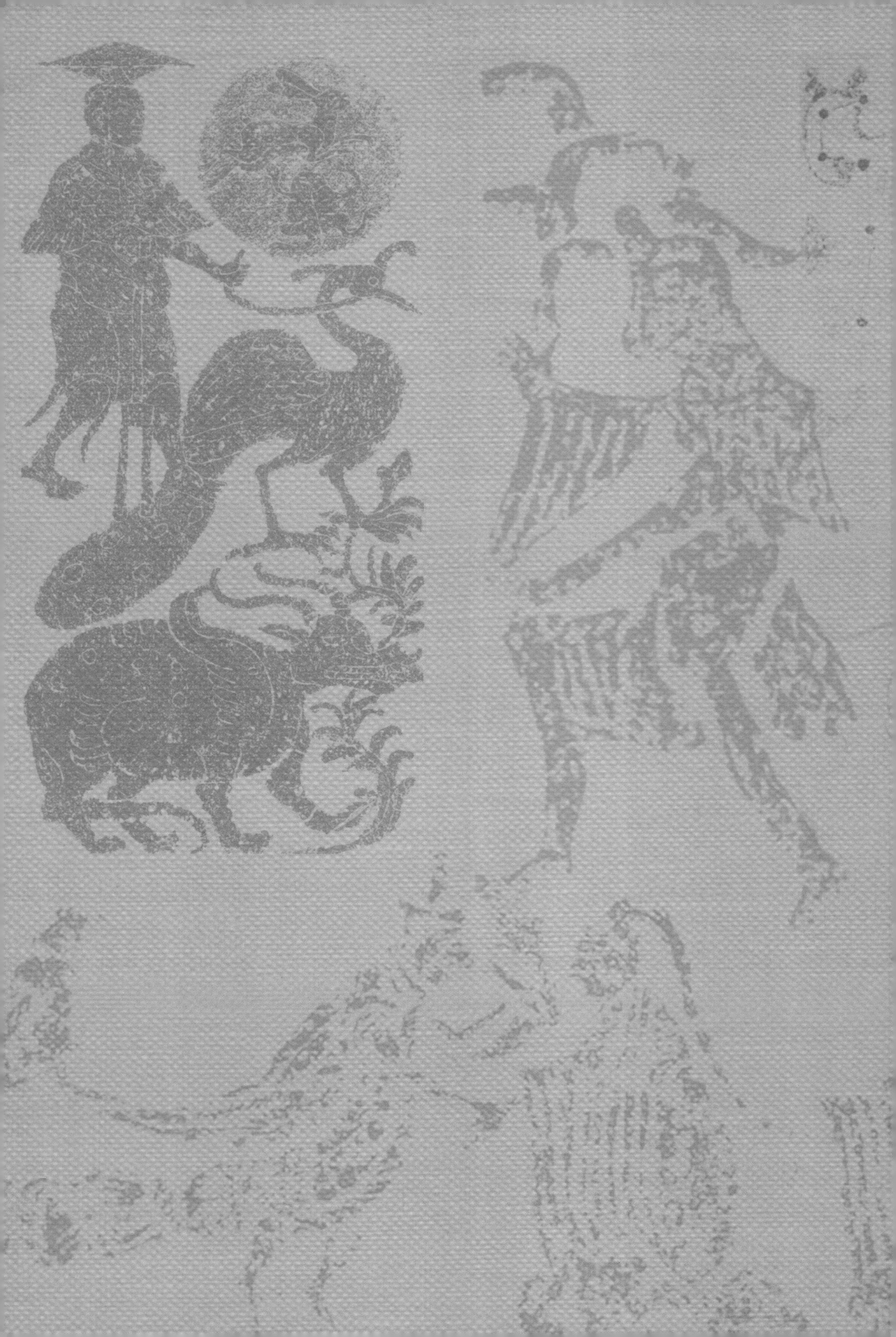

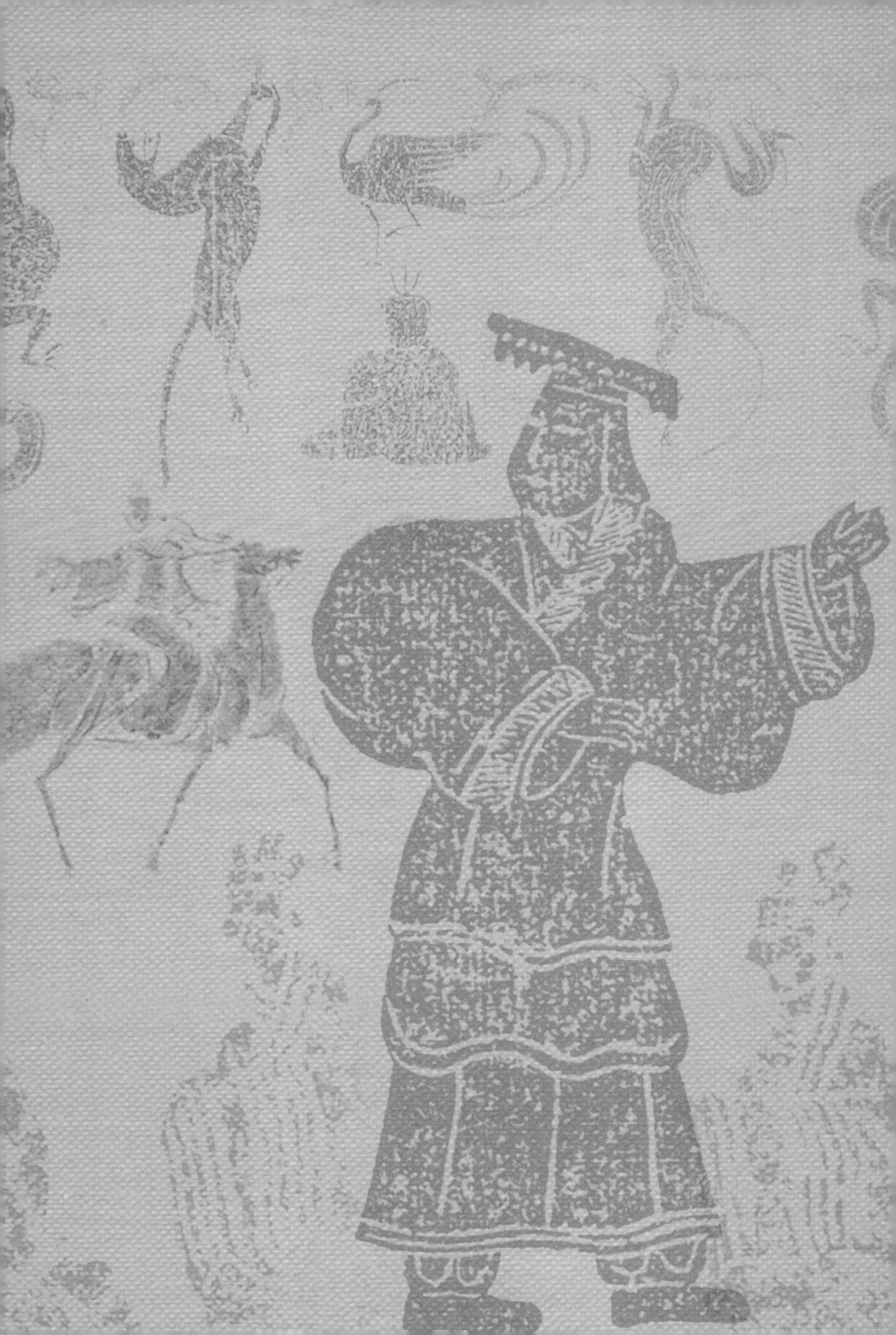

中国古医籍整理丛书

内经运气病释

清·陆懋修　著

周国琪　李海峰　校注

中国中医药出版社

·北　京·

图书在版编目（CIP）数据

内经运气病释/（清）陆懋修著；周国琪，李海峰校注．—北京：中国中医药出版社，2015.1（2021.1重印）

（中国古医籍整理丛书）

ISBN 978－7－5132－2347－8

Ⅰ.①内… Ⅱ.①陆… ②周… ③李… Ⅲ.①运气（中医） Ⅳ.①R226

中国版本图书馆CIP数据核字（2015）第012630号

中国中医药出版社出版

北京经济技术开发区科创十三街31号院二区8号楼

邮政编码 100176

传真 010 64405721

廊坊市祥丰印刷有限公司印刷

各地新华书店经销

*

开本 710×1000 1/16 印张 10 字数 49 千字

2015年1月第1版 2021年1月第3次印刷

书 号 ISBN 978－7－5132－2347－8

*

定价 30.00元

网址 www.cptcm.com

如有印装质量问题请与本社出版部调换（010-64405510）

社长热线 010 64405720

购书热线 010 64065415 010 64065413

微信服务号 zgzyycbs

书店网址 csln.net/qksd/

官方微博 http://e.weibo.com/cptcm

淘宝天猫网址 http://zgzyycbs.tmall.com

国家中医药管理局
中医药古籍保护与利用能力建设项目
组织工作委员会

主　任　委　员　王国强

副 主 任 委 员　王志勇　李大宁

执行主任委员　曹洪欣　苏钢强　王国辰　欧阳兵

执行副主任委员　李　昱　武　东　李秀明　张成博

委　　　　员

各省市项目组分管领导和主要专家

（山东省）武继彪　欧阳兵　张成博　贾青顺

（江苏省）吴勉华　周仲瑛　段金廒　胡　烈

（上海市）张怀琼　季　光　严世芸　段逸山

（福建省）阮诗玮　陈立典　李灿东　纪立金

（浙江省）徐伟伟　范永升　柴可群　盛增秀

（陕西省）黄立勋　呼　燕　魏少阳　苏荣彪

（河南省）夏祖昌　刘文第　韩新峰　许敬生

（辽宁省）杨关林　康廷国　石　岩　李德新

（四川省）杨殿兴　梁繁荣　余曙光　张　毅

各项目组负责人

王振国（山东省）　王旭东（江苏省）　张如青（上海市）

李灿东（福建省）　陈勇毅（浙江省）　焦振廉（陕西省）

蔡永敏（河南省）　鞠宝兆（辽宁省）　和中浚（四川省）

项目专家组

顾　问　马继兴　张灿玾　李经纬

组　长　余瀛鳌

成　员　李致忠　钱超尘　段逸山　严世芸　鲁兆麟
郑金生　林端宜　欧阳兵　高文柱　柳长华
王振国　王旭东　崔　蒙　严季澜　黄龙祥
陈勇毅　张志清

项目办公室（组织工作委员会办公室）

主　任　王振国　王思成

副主任　王振宇　刘群峰　陈榕虎　杨振宁　朱毓梅
刘更生　华中健

成　员　陈丽娜　邱　岳　王　庆　王　鹏　王春燕
郭瑞华　宋咏梅　周　扬　范　磊　张永泰
罗海鹰　王　爽　王　捷　贺晓路　熊智波

秘　书　张丰聪

前言

中医药古籍是传承中华优秀文化的重要载体，也是中医学传承数千年的知识宝库，凝聚着中华民族特有的精神价值、思维方法、生命理论和医疗经验，不仅对于传承中医学术具有重要的历史价值，更是现代中医药科技创新和学术进步的源头和根基。保护和利用好中医药古籍，是弘扬中国优秀传统文化、传承中医学术的必由之路，事关中医药事业发展全局。

1949 年以来，在政府的大力支持和推动下，开展了系统的中医药古籍整理研究。1958 年，国务院科学规划委员会古籍整理出版规划小组在北京成立，负责指导全国的古籍整理出版工作。1982 年，国务院古籍整理出版规划小组召开全国古籍整理出版规划会议，制定了《古籍整理出版规划（1982—1990）》，卫生部先后下达了两批 200 余种中医古籍整理任务，掀起了中医古籍整理研究的新高潮，对中医文化与学术的弘扬、传承和发展，发挥了极其重要的作用，产生了不可估量的深远影响。

2007 年《国务院办公厅关于进一步加强古籍保护工作的意见》明确提出进一步加强古籍整理、出版和研究利用，以及

“保护为主、抢救第一、合理利用、加强管理”的方针。2009年《国务院关于扶持和促进中医药事业发展的若干意见》指出，要“开展中医药古籍普查登记，建立综合信息数据库和珍贵古籍名录，加强整理、出版、研究和利用”。《中医药创新发展规划纲要（2006—2020）》强调继承与创新并重，推动中医药传承与创新发展。

2003~2010年，国家财政多次立项支持中国中医科学院开展针对性中医药古籍抢救保护工作，在中国中医科学院图书馆设立全国唯一的行业古籍保护中心，影印抢救濒危珍本、孤本中医古籍1640余种；整理发布《中国中医古籍总目》；遴选351种孤本收入《中医古籍孤本大全》影印出版；开展了海外中医古籍目录调研和孤本回归工作，收集了11个国家和2个地区137个图书馆的240余种书目，基本摸清流失海外的中医古籍现状，确定国内失传的中医药古籍共有220种，复制出版海外所藏中医药古籍133种。2010年，国家财政部、国家中医药管理局设立“中医药古籍保护与利用能力建设项目”，资助整理400余种中医药古籍，并着眼于加强中医药古籍保护和研究机构建设，培养中医古籍整理研究的后备人才，全面提高中医药古籍保护与利用能力。

在此，国家中医药管理局成立了中医药古籍保护和利用专家组和项目办公室，专家组负责项目指导、咨询、质量把关，项目办公室负责实施过程的统筹协调。专家组成员对古籍整理研究具有丰富的经验，有的专家从事古籍整理研究长达70余年，深知中医药古籍整理研究的重要性、艰巨性与复杂性，履行职责认真务实。专家组从书目确定、版本选择、点校、注释等各方面，为项目实施提供了强有力的专业指导。老一辈专家的学术水平和智慧，是项目成功的重要保证。项目承担单位山东中医药大学、南京中医药大学、上海中医药大学、福建中医药大学、浙江省中医药研究院、陕西省中医药研究院、河南省中医药研究院、辽宁中医药大学、成都中医药大学及所在省市中医药管理部门精心组织，充分发挥区域间互补协作的优势，并得到承担项目出版工作的中国中医药出版社大力配合，全面推进中医药古籍保护与利用网络体系的构建和人才队伍建设，使一批有志于中医学术传承与古籍整理工作的人才凝聚在一起，研究队伍日益壮大，研究水平不断提高。

本着“抢救、保护、发掘、利用”的理念，该项目重点选择近60年未曾出版的重要古医籍，综合考虑所选古籍的保护价值、学术价值和实用价值。400余种中医药古籍涵盖了医经、基础理论、诊法、伤寒金匮、温病、本草、方书、内科、外科、女科、儿科、伤科、眼科、咽喉口齿、针灸推拿、养生、医案医话医论、医史、临证综合等门类，跨越唐、宋、金元、明以迄清末。全部古籍均按照项目办公室组织完成的行业标准《中医古籍整理规范》及《中医药古籍整理细则》进行整理校注，绝大多数中医药古籍是第一次校注出版，一批孤本、稿本、抄本更是首次整理面世。对一些重要学术问题的研究成果，则集中收录于各书的“校注说明”或“校注后记”中。

“既出书又出人”是本项目追求的目标。近年来，中医药古籍整理工作形势严峻，老一辈逐渐退出，新一代普遍存在整理研究古籍的经验不足、专业思想不坚定等问题，使中医古籍整理面临人才流失严重、青黄不接的局面。通过本项目实施，搭建平台，完善机制，培养队伍，提升能力，经过近5年的建设，锻炼了一批优秀人才，老中青三代齐聚一堂，有效地稳定了研究队伍，为中医药古籍整理工作的开展和中医文化与学术的传承提供必备的知识和人才储备。

本项目的实施与《中国古医籍整理丛书》的出版，对于加强中医药古籍文献研究队伍建设、建立古籍研究平台，提高古籍整理水平均具有积极的推动作用，对弘扬我国优秀传统文化，推进中医药继承创新，进一步发挥中医药服务民众的养生保健与防病治病作用将产生深远影响。

第九届、第十届全国人大常委会副委员长许嘉璐先生，国家卫生计生委副主任、国家中医药管理局局长、中华中医药学会会长王国强先生，我国著名医史文献专家、中国中医科学院马继兴先生在百忙之中为丛书作序，我们深表敬意和感谢。

由于参与校注整理工作的人员较多，水平不一，诸多方面尚未臻完善，希望专家、读者不吝赐教。

国家中医药管理局中医药古籍保护与利用能力建设项目办公室

二〇一四年十二月

许 序

“中医”之名立，迄今不逾百年，所以冠以“中”字者，以别于“洋”与“西”也。慎思之，明辨之，斯名之出，无奈耳，或亦时人不甘泯没而特标其犹在之举也。

前此，祖传医术（今世方称为“学”）绵延数千载，救民无数；华夏屡遭时疫，皆仰之以度困厄。中华民族之未如印第安遭染殖民者所携疾病而族灭者，中医之功也。

医兴则国兴，国强则医强。百年运衰，岂但国土肢解，五千年文明亦不得全，非遭泯灭，即蒙冤扭曲。西方医学以其捷便速效，始则为传教之利器，继则以“科学”之冕畅行于中华。中医虽为内外所夹击，斥之为蒙昧，为伪医，然四亿同胞衣食不保，得获西医之益者甚寡，中医犹为人民之所赖。虽然，中国医学日益陵替，乃不可免，势使之然也。呜呼！覆巢之下安有完卵？

嗣后，国家新生，中医旋即得以重振，与西医并举，探寻结合之路。今也，中华诸多文化，自民俗、礼仪、工艺、戏曲、历史、文学，以至伦理、信仰，皆渐复起，中国医学之兴乃属必然。

迄今中医犹为国家医疗系统之辅，城市尤甚。何哉？盖一则西医赖声、光、电技术而于20世纪发展极速，中医则难见其进。二则国人惊羡西医之“立竿见影”，遂以为其事事胜于中医。然西医已自觉将入绝境：其若干医法正负效应相若，甚或负远逾于正；研究医理者，渐知人乃一整体，心、身非如中世纪所认定为二对立物，且人体亦非宇宙之中心，仅为其一小单位，与宇宙万象万物息息相关。认识至此，其已向中国医学之理念“靠拢”矣，虽彼未必知中国医学何如也。唯其不知中国医理何如，纯由其实践而有所悟，益以证中国之认识人体不为伪，亦不为玄虚。然国人知此趋向者，几人？

国医欲再现宋明清高峰，成国中主流医学，则一须继承，一须创新。继承则必深研原典，激清汰浊，复吸纳西医及我藏、蒙、维、回、苗、彝诸民族医术之精华；创新之道，在于今之科技，既用其器，亦参照其道，反思己之医理，审问之，笃行之，深化之，普及之，于普及中认知人体及环境古今之异，以建成当代国医理论。欲达于斯境，或需百年欤？予恐西医既已醒悟，若加力吸收中医精粹，促中医西医深度结合，形成21世纪之新医学，届时“制高点”将在何方？国人于此转折之机，能不忧虑而奋力乎？

予所谓深研之原典，非指一二习见之书、千古权威之作；就医界整体言之，所传所承自应为医籍之全部。盖后世名医所著，乃其秉诸前人所述，总结终生行医用药经验所得，自当已成今世、后世之要籍。

盛世修典，信然。盖典籍得修，方可言传言承。虽前此50余载已启医籍整理、出版之役，惜旋即中辍。阅20载再兴整理、出版之潮，世所罕见之要籍千余部陆续问世，洋洋大观。

今复有“中医药古籍保护与利用能力建设”之工程，集九省市专家，历经五载，董理出版自唐迄清医籍，都400余种，凡中医之基础医理、伤寒、温病及各科诊治、医案医话、推拿本草，俱涵盖之。

噫！璐既知此，能不胜其悦乎？汇集刻印医籍，自古有之，然孰与今世之盛且精也！自今而后，中国医家及患者，得览斯典，当于前人益敬而畏之矣。中华民族之屡经灾难而益蕃，乃至未来之永续，端赖之也，自今以往岂可不后出转精乎？典籍既蜂出矣，余则有望于来者。

谨序。

第九届、十届全国人大常委会副委员长

許嘉璐

二〇一四年冬

王 序

中医学是中华民族在长期生产生活实践中，在与疾病作斗争中逐步形成并不断丰富发展的医学科学，是中国古代科学的瑰宝，为中华民族的繁衍昌盛作出了巨大贡献，对世界文明进步产生了积极影响。时至今日，中医学作为我国医学的特色和重要医药卫生资源，与西医学相互补充、相互促进、协调发展，共同担负着维护和促进人民健康的任务，已成为我国医药卫生事业的重要特征和显著优势。

中医药古籍在存世的中华古籍中占有相当重要的比重，不仅是中医学术传承数千年最为重要的知识载体，也是中医为中华民族繁衍昌盛发挥重要作用的历史见证。中医药典籍不仅承载着中医的学术经验，而且蕴含着中华民族优秀的思想文化，凝聚着中华民族的聪明智慧，是祖先留给我们的宝贵物质财富和精神财富。加强对中医药古籍的保护与利用，既是中医学发展的需要，也是传承中华文化的迫切要求，更是历史赋予我们的责任。

2010 年，国家中医药管理局启动了中医药古籍保护与利用能力建设项目。这既是传承中医药的重要工程，也是弘扬优秀民族文化的重要举措，不仅能够全面推进中医药的有效继承和创新发展，为维护人民健康做出贡献，也能够彰显中华民族的璀璨文化，为实现中华民族伟大复兴的中国梦作出贡献。

相信这项工作一定能造福当今，嘉惠后世，福泽绵长。

国家卫生和计划生育委员会副主任

国家中医药管理局局长

中华中医药学会会长

王国强

二〇一四年十二月

马 序

新中国成立以来，党和国家高度重视中医药事业发展，重视古籍的保护、整理和研究工作。自1958年始，国务院先后成立了三届古籍整理出版规划小组，分别由齐燕铭、李一氓、匡亚明担任组长，主持制订了《整理和出版古籍十年规划（1962—1972）》《古籍整理出版规划（1982—1990）》《中国古籍整理出版十年规划和“八五”计划（1991—2000）》等，而第三次规划中医药古籍整理即纳入其中。1982年9月，卫生部下发《1982—1990年中医古籍整理出版规划》，1983年1月，中医古籍整理出版办公室正式成立，保证了中医古籍整理出版规划的实施。2002年2月，《国家古籍整理出版“十五”（2001—2005）重点规划》经新闻出版署和全国古籍整理出版规划领导小组批准，颁布实施。其后，又陆续制定了国家古籍整理出版“十一五”和“十二五”重点规划。国家财政多次立项支持中国中医科学院开展针对性中医药古籍抢救保护工作，文化部在中国中医科学院图书馆专门设立全国唯一的行业古籍保护中心，国家先后投入中医药古籍保护专项经费超过3000万元，影印抢救濒危珍、善、孤本中医古籍1640余种，开展了海外中医古籍目录调研和孤本回归工作。2010年，国家财政部、国家中医药管理局安排国家公共卫生专项资金，设立了“中医药古籍保护与利用能力建设项目”，这是继1982~1986年第一批、第二批重要中医药古籍整理之后的又一次大规模古籍整理工程，重点整理新中国成立后未曾出版的重要古籍，目标是形成并普及规范的通行本、传世本。

为保证项目的顺利实施，项目组特别成立了专家组，承担咨询和技术指导，以及古籍出版之前的审定工作。专家组中的许多成员虽逾古稀之年，但老骥伏枥，孜孜不倦，不仅对项目进行宏观指导和质量把关，更重要的是通过古籍整理，以老带新，言传身教，培养一批中医药古籍整理研究的后备人才，促进了中医药古籍保护和研究机构建设，全面提升了我国中医药古籍保护与利用能力。

作为项目组顾问之一，我深感中医药古籍保护、抢救与整理工作的重要性和紧迫性，也深知传承中医药古籍整理经验任重而道远。令人欣慰的是，在项目实施过程中，我看到了老中青三代的紧密衔接，看到了大家的坚持和努力，看到了年轻一代的成长。相信中医药古籍整理工作的将来会越来越好，中医药学的发展会越来越好。

欣喜之余，以是为序。

中国中医科学院研究员

马继兴

二〇一四年十二月

校注说明

《内经运气病释》九卷，清代陆懋修著。成书于清光绪十年（1884）。陆懋修（1818—1886），字九芝、勉旃，号江左下工，又号林屋山人，元和（今江苏吴县）人。先世显，皆通医。其外曾祖王丙（朴庄）为名医，精伤寒。懋修少攻举子业，累试不售，中年始肆力于医，博览群书，成为清代后期著名医学家。著作颇丰，撰有《世补斋医书》三十三卷，其中包括《文集》十六卷、《不谢方》一卷、《伤寒阳明病释》四卷、《内经运气病释》九卷、《内经遗篇病释》一卷、《内经运气表》一卷、《内经难字音义》一卷。又重订及校正《傅青主女科》《广温热论》《理虚元鉴》《校正王朴庄伤寒论注》，合为《世补斋医书续集》。

本次校注除《内经运气病释》外，另附《内经遗篇病释》《内经运气表》一并进行校注。

校注所用底本为《世补斋医书》清光绪十年（1884）初刻本（简称甲申本），主校本为清光绪十二年（1886）山左书局刻本（简称山左本）。参校本是民国元年（1911）上海江东书局刻本（简称江东本）、《内经运气病释》民国二十年（1931）上海中医书局铅印本（简称中医书局本）。

同时《内经》原文参照上海涵芬楼景（影）印顾氏翻宋本《重广补注黄帝内经素问》（简称《素问》）、第八第九卷中引用陈无择的16首方剂参照宋版《三因极一病证方论》（简称《三因方》）、方解中引用缪问的解释参照清嘉庆丁巳年问芝堂版刻本《司天方论》、《内经遗篇病释》引用《刺法论》《本病论》

原文参照明正统九年（1444）版《正统道藏·太玄部》中《黄帝内经素问遗篇》（简称道藏本）进行整理。

校注原则与方法：

1. 为使《内经》原文与陆氏的注文有区别，《内经》原文皆作仿宋体。

2. 凡底本中引用《素问》有误者，不作改动，仍保持底本原貌，出校说明。

3. 陆氏以摘录《素问》《三因极－病证方论》《司天方论》等古籍原文方式进行阐释，故与原著文字有不相顺接之处，不出校记。

4. 校注语以简洁明了为原则，不做繁复考证。

5. 原每卷卷首有“世补斋医书”“元和陆懋修九芝释，子润庠凤石参校”等字样，本次整理一并删去。

6. 凡《内经》原文的异体字、古体字不作改动。陆氏注文中的异体字、古体字予以径改，如“五藏”改作“五脏”，“六府”改作“六腑”，“写”改作“泻”，“四支”改作“四肢”，“衂”改作“衄”，“苑”改作“菀”，“兔”改作“菟”等。

7. 运气术语，或难解的字词作简要的注音释义。

8. 凡引用古代注家的注释皆称以姓名，如“王冰注”“张介宾注”。引用现代注家的注释则注明姓名、书名，如郭霭春《黄帝内经素问校注》（简称《素问校注》）。

9. 原陆氏注释中的“按语”字号大小不一致，现皆统一以小字形式。

10. 将《内经运气表》竖排版表格改为横排版，适当增加行列，使表中字数整齐，便于查阅。

自 序[1]

《素问》自《天元纪》以下七篇，皆言五运六气，天时民病，同异生化之原，正反逆从之治，而先于《六节藏象篇》发其端。凡在天人气交之病，非此不能知也。夫治病不外乎五行，五行又不外乎阴阳。而言五行者，不知言合化之五行，言阴阳者，又不知言过不及之阴阳，则阴阳非此阴阳，五行亦非此五行矣。况并阴阳五行之不言，乌知所谓气交者哉？爰就《内经》之言运气者，首列经文民病于上，即以气交之旨檃括[2]而疏通之，并以宋人陈无择《三因》十六方[3]、国朝江阴缪问[4]芳远氏十六方解附焉。

或有疑而诘之者曰：人病之来也，何有常？而子独以运气为言，岂能于人身之病定相合耶？然而余之意本不为是也。经曰：善言天者，必应于人；善言古者，必验于今。人身一小天地，天地之生长收藏，备于人身，人身之盛衰虚实，同于天地。论司天，固足以明天道。即不论司天，而人在气交之中，即因气交而为病。于古如是，于今如是，即仲景论伤寒所以撰用《素问》者亦无不如是。盖非是则不知病之所以为治，并不知

---

① 自序：原无，据山左本补。

② 檃（yǐn 隐）括：写作手法之一。指对原有文章的内容、情节，加以裁剪或修改。

③ 三因十六方：指宋代陈无择《三因极一病证方论》卷之五《五运时气民病证治》《六气时行民病证治》中的十六首方剂。

④ 缪问：字芳远，清嘉庆年间人，著《司天方论》，对《三因极一病证方论》卷之五中《五运六气民病证治》方剂内容进行阐发。见《司天方论》自叙。

人之所以为病。

乃自有马元素、程德斋[①]之徒，索隐行怪，流入异端，而人不解《内经》大义，遂继之以不信。于是而，凡六经之病之生于气交者，无人能道。曷怪其谓《内经》运气若无与于六经病？而且谓仲景之论亦无与于《内经》运气乎？故莫若揭此七篇病因治法，以求六经病所由来，而六经之何由而病，病之何由而治，既可以《内经》之言明仲景之法，并可以知今人之病无一不出于《内经》之言。此《天元纪》以下七篇所以不可废也，岂必拘泥乎运气哉！

是编也，余于同治乙丙[②]岁来往吴淞峰泖间所作，藏之箧衍二十年矣。今命子润重加编次，将以授诸梓人[③]。乃自述其作书之意如此。

光绪十年甲申人日[④]陆懋修书于邸舍之双娱堂

---

① 马元素程德斋：马元素，为“马宗素”之误。二者为元代医家，合撰《伤寒钤法》。

② 乙丙：指同治乙丑年（1865）、丙寅年（1866）。下同。

③ 梓人：指印刷业的刻版工人。

④ 人日：旧俗以农历正月初七为人日。

弁 言

吾友陆九芝封公①，为凤石②中盾③尊人④。凤石供奉内廷，君就养京邸。生平以著述自娱，而尤邃于医学。尝语余曰：《淮南子》有言：所以贵扁鹊者，知病之所从生也；所以贵圣人者，知乱之所由起也。此以治病喻已乱，与《内经》之以已乱喻治病者意别，而所以知病所从生，则尽在《天元纪》七篇阴阳五行中。自医者不读此七篇，而百病之始生，皆不知其所自，此余《内经病释》所由独举此七篇而作也。夫病之生也，岂能外阴阳五行之理？故即《内经》他篇所言病，亦无不可由此以推。君所释虽止七篇，直不啻通一部《内经》而尽释之，厥功伟矣。若以为此七篇者本言运气，即谓此书专为运气发，是岂君志哉？君与余同里闬⑤，回首少年，名场角逐，忽忽若前日事。今者见君书之成，非第为病者幸，实当为斯道幸也。君书凡三十三卷，皆医学中不可少之作。此尤其蚤⑥岁所独得，而今亦不肯

---

① 封公：即“封翁”。封建时代因子孙显贵而受封典的人。

② 凤石：指陆懋修之子陆润庠，字凤石。清同治十三年状元，历任国子监祭酒、山东学政等职。辛亥后，任溥仪老师。

③ 中盾：古代官名。亦称“中允”。主要从事皇子或皇帝的内务服务及文学侍从。

④ 尊人：对他人或自己父母的敬称。

⑤ 里闬（hàn 汗）：乡里。

⑥ 蚤：通“早”。《淮南子·天文训》：“曰至于曾泉，是谓蚤食。”

终秘焉。因乞一言，以弁简端。时余奉命视学两浙，行有日矣，倚装[①]书此，愿以告后之读君书者。

光绪十年甲申春三月吴刘廷枚[②]

① 倚装：靠在行装上，谓整装待发。多用于告别信柬中。

② 刘廷枚：字赞虞，号叔涛，江苏吴县人，同治七年进士。为光绪间清流党重要成员。

目 录

① 内经运气病：此五字原无，据正文卷名补。下皆仿此。

② 六节藏象论篇：此下原有“释六条”三字为原目录中注明解释《素问》原文条目数。据正文删。下同。

③ 内经遗篇病释小引：此标题原无，据山左本正文加入。

内经运气病释一

六节藏象论篇

天以六六之节①，以成一岁。

此言日六竟而周甲，甲六复而终岁，三百六十日法也。

五日谓之候，三候谓之气，六气谓之时，四时谓之岁。

此言一岁之日，各从五行之气而主治也。

五运相袭，而皆治之，终期之日，周而复始，时立气布，如环无端②。故曰：不知年之所加，气之盛衰虚实③，不可以为工矣。

此言五运统岁，岁立四时，时布六气。工不可不知也。

太过不及，各有所胜④。求其至也，皆归始春。

此言春为四时之长，故凡候气者，皆当始于立春

① 六六之节：古以天干地支计日，干支相配完毕，共六十日，为一甲子，是谓一节。六六，即六个甲子，谓之一年。

② 如环无端：《素问·六节藏象论》作"如环无端，候亦同法"。

③ 虚实：《素问·六节藏象论》作"虚实之所起"。

④ 太过不及，各有所胜：《素问·六节藏象论》作"其太过不及何如？岐伯曰：五气更立，各有所胜"。

日也。

未至而至，此为①太过，则薄②所不胜而乘所胜也。至而不至，此为不及，则所胜妄行而所生受病，所不胜薄之也。

此言民病之所由作也。

天食人以五气，地食人以五味。

此言治法之所从出也。

天元纪大论篇

天有五行御五位，以生寒暑燥湿风，人有五藏化五气，以生喜怒思忧恐。

此言人之五脏本于天之五行也。

神在天为风，在地为木，在天为热，在地为火；在天为湿，在地为土；在天为燥，在地为金；在天为寒，在地为水。

此言在天为气即在地成形，上下相召，而损益彰也。

甲己之岁，土运统之③。乙庚之岁，金运统之。丙辛之岁，水运统之。丁壬之岁，木运统之。戊癸之岁，火运统之。

---

① 为：《素问·六节藏象论》作“谓”，下句同。

② 薄：侵迫。《释名·释言语》：“薄，迫也。”

③ 甲己之岁，土运统之：甲年、己年的岁运是为土运统纪。统之，统纪全年之运。

此言天之十干以合化而成五运也。

子午之岁，上见少阴[①]。丑未之岁，上见太阴。寅申之岁，上见少阳。卯酉之岁，上见阳明。辰戌之岁，上见太阳。巳亥之岁，上见厥阴。

此言地之十二支以正化、对化而成六气也。

厥阴之上，风气主之。少阴之上，热气主之。太阴之上，湿气主之。少阳之上，相火主之。阳明之上，燥气主之。太阳之上，寒气主之。

此言三阴三阳之本是为六元，亦即所谓天元也。

五运行大论篇

气有余，则制己所胜而侮所不胜；其不及，则己所不胜侮而乘之，己所胜轻而侮之。侮反受邪，侮而受邪，寡于畏也。

此言己不务德或所胜妄行，有胜必有复，复则己反受邪。亦民病所由作，而治法所从出也。

---

① 子午之岁，上见少阴：逢子年、午年，则少阴司天在上。上，指司天之气。后五句皆仿此。

六微旨大论篇

亢则害，承乃制①，制则生化②。

此言亢必受制，而亦非制不生也。病如是，治亦如是。

言天者求之本，言地者求之位，言人者求之气交。

气交之中，人之居也。

气交之分，人气从之，万物由之。

此言民病在于气交，治亦当于气交求之。工不可不知也。

气交变大论篇

岁土太过，雨湿流行，肾水受邪。

此言六甲阳年，太宫运③。土胜水，水受克，水之子木来复也。

民病腹痛，清厥，意不乐，体重，烦冤。

此土邪伤肾，即脾志不舒，而心肾亦不交也。

甚则肌肉萎，足痿不收，行善瘛，脚下痛。

此土邪有余，脾经自病，发为痿痹也。脾司肌肉

---

① 亢则害，承乃制：指六气中的某一气过于亢盛而成为灾害时，则其会受到相承之气的制约，抑制其过亢之势。张介宾注："亢者，盛之极也。制者，因其极而抑之也。"

② 制则生化：谓一克一生，则变化无穷。

③ 太宫运：指土运太过。

者也。

饮发，中满食减，四支不举。

此土气太过而水气不行也。饮，痰饮也。

腹满，溏泄，肠鸣。

此土盛水衰，水气伏而土气独行也。

反下甚。

此水为土克，而水之子木以风气复之也。木复而土病，始则有余而侮，继则侮反受邪，故土自病而利不止。

太溪绝者不治①。

此肾脉也。土亢则肾气绝，敦阜之纪②有之。

岁土不及，风乃盛③行，化气不令。

此言六己阴年，少宫运④。土不及，木胜土，土之子金来复也。

民病飧泄，霍乱，体重，腹痛，筋骨繇复⑤，肌肉瞤酸⑥，善怒。

此土不及而木乘之，皆脾弱肝强之病也。

咸病寒中。

---

① 不治：《素问·气交变大论》作“死不治”。

② 敦阜之纪：土运太过之年的名称。敦阜，土气太过，犹如土山既高又大。

③ 盛：《素问·气交变大论》作“大”。

④ 少宫运：指土运不及。

⑤ 繇（yáo 摇）复：肢体筋骨动摇反复。繇，通“摇”。《灵枢·根结》：“枢析则骨繇而不安于地。”

⑥ 瞤（shùn 顺）酸：肌肉掣动、酸楚。

此土气不及，寒水无畏，水气独行而火土并衰也。惟己巳、己亥年相火在泉①，民得无病。

复②则胸胁暴痛，下引少腹，善太息。

此土衰木亢，而土之子金以燥气复之，肝胆同病也。土不足，不生金，金失荫，亦来复。后凡不及之年皆放③此。

气客于脾，食少失味④。

此以土不及则脾不磨谷，运化不速也。

土不及，其病内舍心腹，外在肌肉四支。

此亦土衰之病，卑监之纪⑤有之。

岁金不及，炎火乃行，生气乃用，长气专胜。

此言六乙阴年，少商运⑥。金不及，火胜金，金之子水来复也。

民病肩背瞀重⑦，鼽嚏，血便，注下。

此金受火邪，而金之母土亦病也。胜金之火为木火，

---

① 在泉：六气中的客气之一，与司天之气对应，其位在终之气。统管下半年的气候，又称“地气”。

② 复：复气，指针对胜气的报复之气。张介宾注：“复者，报复之义。六气盛衰不常，有所胜，则有所复也。”

③ 放：通“仿”。仿效。《论衡·自纪》：“可效放者，莫过孔子。”

④ 气客于脾，食少失味：《素问·气交变大论》作“气客于脾，黅谷乃减，民食少失味。”

⑤ 卑监之纪：土运不及之年的名称。监，监察。纪，标识也。王冰注：“土虽卑少，犹监万物之生化也。”

⑥ 少商运：指金运不及。

⑦ 瞀重：郁热沉重。

金不及则木寡于畏，所胜妄行也。木妄行则土受其克，所生受病也。后皆放此。

复则头脑户痛，延及脑①顶，发热，口疮，甚则心痛。

此金衰火亢，而金之子水以寒气复之也。寒甚于下，则格阳于上。

金不及，其病内舍膺胁肩背，外在皮毛。

此亦金衰之病，从革之纪②有之。

岁金太过，燥气流行，肝木受邪。

此言六庚阳年，太商运③。金胜木，木受克，木之子火来复也。

民病两胁下少腹痛，目赤痛，眦疡，耳无所闻，体重，胸病④引背。

此金制其所胜之木，肝脏既伤，而胆腑亦病也。

甚则喘咳逆气，肩背痛，尻、阴股、膝、髀、腨⑤、䯒⑥、足皆病。

此金燥过甚，肺金自病，金不生水，而水脏亦病也。

---

① 脑：《素问·气交变大论》作“囟”。

② 从革之纪：金运不及之年的名称。从，顺从；革，变革。金运不及，变革其清肃刚劲之性。

③ 太商运：指金运太过。

④ 胸病：《素问·气交变大论》作“胸痛”。

⑤ 腨（shuàn 涮）：即腓，小腿肚。《灵枢·寒热病》：“腓者，腨也。”

⑥ 䯒（héng 横）：同“胻”。胫骨上部。清沈彤《释骨》：“在膝以下者曰䯒骨。”原注：“䯒，亦作胻。”

反暴痛，胠①胁不可反侧，咳逆甚而血溢。

此金盛伤肝，而木之子火以热气复之，金反自病也。

太冲绝者不治。

此肝脉也。金亢则肝气绝，坚成之纪②有之。

岁水太过，寒气流行，邪害心火。

此言六丙阳年，太羽运③。水胜火，火受克，火之子土来复也。

民病身热烦心，躁悸，阴厥，上下中寒，谵妄，心痛。

此水盛火衰，心脏受邪而神气内虚也。上，谓手。下，谓足。

甚则腹大，胫肿，喘咳，寝汗④出，憎风。

此水邪有余，土不能制，水气妄行，肾脏自病也。于丙辰、丙戌天符⑤之岁尤甚。

反腹满⑥，肠鸣溏泄，食不化，渴而妄冒。

此水邪侮火，而火之子土以湿气复之，心气不舒也。

神门绝者不治。

---

① 胠（qū 区）：腋下胁肋部。

② 坚成之纪：金运太过之年的名称。坚成，金运太过，坚敛肃杀之气盛，万物肃杀凋零。

③ 太羽运：指水运太过。

④ 寝汗：睡眠时汗出，又称盗汗。

⑤ 天符：岁运与司天之气的五行属性相符合，称为天符。

⑥ 反腹满：《素问·气交变大论》作“病反腹满”。

此心脉也。水亢则心气绝，流衍之纪①有之。

岁水不及，湿乃盛行②，长气反用。

此言六辛阴年，少羽运③。水不及，土胜水，水之子木来复也。

民病腹满身重，濡泄，寒疡流水，腰股痛发，腘腨股膝不便，烦冤，足痿，清厥，脚下痛，甚则跗肿④。

此土邪伤肾，关节不利，火郁而湿亦不行也。

寒疾于下，甚则腹满浮肿。

此土湿太过，阳光不治，而大寒在下，肾气伤也。于辛丑、辛未寒水在泉之年尤甚。

复则面色时变，筋骨并辟⑤，肉瞤瘛⑥，目视𥇦𥇦⑦，肌肉胗⑧发，气并鬲⑨中，痛于心腹。

此水衰土亢，而水之子木以风气复之，中土亦病也。

水不及，其病内舍腰脊骨髓，外在溪谷⑩踹⑪膝。

---

① 流衍之纪：水运太过之年的名称。流衍，水满溢漫延。

② 盛行：《素问·气交变大论》作“大行”。下文同。

③ 少羽运：指水运不及。

④ 跗肿：足背肿。跗，足背。

⑤ 筋骨并辟：筋骨拘急。

⑥ 肉瞤瘛：肌肉掣动。

⑦ 目视𥇦𥇦（huānghuāng 荒荒）：目不明。

⑧ 胗（zhēn 疹）：同“疹”。皮肤生红色斑点。

⑨ 鬲：通“膈”。横膈膜。《素问·脉要精微论》：“胃之大络，名曰虚里，贯鬲络肺，出于左乳下，其动应衣，脉宗气也。”

⑩ 溪谷：指肌肉之大小纹理。

⑪ 踹（shuàn 涮）：足跟。

此亦水衰之病，涸流之纪[①]有之。

岁木不及，燥乃盛行，生气失应。

此言六丁阴年，少角运[②]。木不及，金胜木，木之子火来复也。

民病中清，胠胁痛，少腹痛。

此金邪乘木，而肝虚之为病也。

肠鸣溏泄。

此清气在中，而木不生火，脾之寒也。于丁卯、丁酉两年，以金遇金尤甚。

复则病寒热，疮疡，痱[③]胗痈痤，咳而鼽。

此木衰土亢，而木之子火以热气复之，病在肺之合也。

木不及，其病内舍胠胁，外在关节。

此亦木衰之病，委和之纪[④]有之。

岁木太过，风气流行，脾土受邪。

此言六壬阳年，太角运[⑤]。木胜土，土受克，土之子金来复也。

民病飧泄，食减，体重，烦冤，肠鸣，腹支满。

---

① 涸流之纪：水运不及之年的名称。涸流，犹如水泉干涸。

② 少角运：指木运不及。

③ 痱（fēi 非）：汗疹，俗称痱子。

④ 委和之纪：木运不及之年的名称。委和，郭霭春《素问校注》："阳和之气萎弱。"

⑤ 太角运：指木运太过。

此木郁土中，脾土受病而水谷不化也。

甚则忽忽善怒，眩冒巅疾。

此木胜肝强，厥阴之脉随督脉会于巅，而火上逆也。

反胁痛而吐甚。

此土为木克，而土之子金以燥气复之也。侮反受邪，故肝病而胆亦病。

冲阳绝者不治。

此胃脉也。木亢则胃气绝，发生之纪①有之。

岁火太过，炎暑流行，金肺受邪。

此言六戊阳年，太徵运②。火胜金，金受克，金之子水来复也。

民病疟，少气咳喘，血溢血泄，注下。

此火乘肺金，其性急速，而肺与大肠又相表里，故逼血妄行于上下也。

嗌燥，耳聋。

此水不上升，而少阳之火又行身之侧也。

中热，肩背热。

此火不下降，而燔灼于中，且游行于上也。

甚则胸中痛，胁支满，两③胁痛，膺背肩胛间痛，两

---

① 发生之纪：木运太过之年的名称。发生，指木运太过，使阳和生发之气早至，万物早荣。

② 太徵运：指火运太过。

③ 两：《素问·气交变大论》无。

臂内痛。

此皆手心主所行之处火盛，故包络代君受邪而为病也。

身热骨痛而为浸淫。

此火气浮越于外，热伤皮络而为浸淫疮也。于子午、寅申四戊年上临君相二火，其热尤甚。

反谵妄狂越，咳喘息鸣，下甚血溢，泄不止①。

此火盛金衰，而金之子水以寒气复之也。复则心反受邪，故诸病同于首条而加甚。

太渊绝者不治②。

此肺脉也。火亢则肺气绝，赫曦之纪③有之。

岁火不及，寒乃盛行，长政不用。

此言六癸阴年，少徵运④。火不及，水胜火，火之子土来复也。

民病胸中痛，胁支满，两胁痛，膺背肩胛间及两臂内痛。

此火不足，则阴邪盛而心气伤也。六戊岁火太过，六癸岁火不及，其病相同，而一热一寒即分于徵运之刚柔。

郁冒矇昧，心痛暴瘖。

---

① 止：《素问·气交变大论》作“已”。

② 不治：《素问·气交变大论》作“死不治”。

③ 赫曦之纪：火运太过之年的名称。赫曦，光明显盛之象。

④ 少徵运：指火运不及。

此水制其火，心气寒而不舒也。

胸腹大，胁下与腰背相引而痛，甚则屈不能伸，髋髀如刖①。

此火虚而水逆，阴寒凝滞，阳气不行也。

复则病鹜溏腹满，食饮不下，寒中肠鸣，泄注腹痛。

此火衰水亢，而火之子土以湿气复之，反侵水脏，而水之为害益甚，病在内也。

暴挛痿痹，足不任身。

此土制其水，而水气不行，病在外也。

火不及，其病内舍膺胁，外在经络。

此亦火衰之病，伏明之纪有之。

凡此气交所变之病，以甲巳②、乙庚、丙辛、丁壬、戊癸年为序者，所以明合化之义。而中运五音之太少，亦因此而见也。

---

① 髋髀如刖（yuè 月）：《素问·气交变大论》作“髋髀如别”。臀股如开裂般。郭霭春《素问校注》：“别，作‘裂’解。”

② 巳：疑“已”之误。

内经运气病释二

五常政大论篇

敷和之纪①，其病里急支满。

此言中运风木之平气，其病宜在筋也。肝主筋也。凡人当运气中应有之证，得助得制即可无病，病亦不甚，故曰平气。后凡言平气者放此。

升明之纪②，其病瞤瘛。

此言中运二火之平气，其病宜在脉也。血脉生于心也。

备化之纪③，其病否④。

此言中运湿土之平气，其病宜在肉也。脾司肌肉者也。

审平之纪⑤，其病咳。

---

① 敷和之纪：木运平气之年的名称。敷和，敷布和气，物以生荣。

② 升明之纪：火运平气之年的名称。升明，火气上升而明。

③ 备化之纪：土运平气之年的名称。备化，张介宾注："土含万物，无所不备；土生万物，无所不化。"

④ 否（pǐ 匹）：通"痞"。胸中满闷结块的病。《素问·至真要大论》："甚则心痛否满，腹胀而泄。"

⑤ 审平之纪：金运平气之年的名称。审平，张介宾注："金主杀伐，和则清宁，故曰审平。无妄刑也。"

此言中运燥金之平气，其病宜在皮毛也。皮毛，肺之合也。

静顺之纪[①]，其病厥。

此言中运寒水之平气，其病宜在骨也。肾主骨也。

委和之纪，其病摇动注恐。又病支废，痈肿，疮疡。

此言中运木不及而从金化，金又刑木，木生火也。

伏明之纪[②]，其病昏惑悲忘。

此言中运火不及而从水化，心阳为阴所遏也。

卑监之纪，其病留满否塞。又病飧泄。

此言中运土不及而从木化，风又胜之，是为肠风也。

从革之纪，其病嚏咳，鼽衄。

此言中运金不及而从火化，肺家每有风热也。

涸流之纪，其病痿厥坚下[③]。又病癃闷[④]。

此言中运水不及而从土化，土邪又归于肾也。

发生之纪，其病怒。又病吐利。

此言中运木太过而又克土，故上吐下泻也。

赫曦之纪，其病笑，疟，疮疡，血流，狂妄，目赤。

---

① 静顺之纪：水运平气之年的名称。静顺，谓水性平静流顺，润泽万物。

② 伏明之纪：火运不及之年的名称。伏明，王冰注："明曜之气，屈伏不申。"

③ 坚下：大便燥坚不得下。

④ 闷（bì 闭）：大便干涩不利。

又病痓①。按：痓字当作“痉”。

此言中运火太过而又克金，故病燥也。

敦阜之纪，其病腹满，四支不举。

此言中运土太过而本经自病。脾主四肢也。

坚成之纪，其病喘喝胸凭仰息②。又其病咳。

此言中运金太过而本经自病。肺为诸气长，故病有声也。

流衍之纪，其病胀。

此言中运水太过而长气不化，火不生土也。

厥阴司天，风气下临，脾气上从。

此以巳亥岁半以上风化于天，岁半以下火行于地言也。

民病③体重，肌肉萎，食减口爽。

此风气临下，土之所畏，故脾气从而病也。食减口爽，即损谷则愈之谓。

目转耳鸣。

此言肝胆同见风木之病。以上皆天气所生病也。

赤沃下。

此火行于地而见尿血，为地气所生病也。

少阳在泉，其治苦酸。按：此当云酸苦。

---

① 痓：《素问·五常政大论》作“痉”。

② 胸凭仰息：呼吸困难的症状。胸凭，胸满。仰息，抬头呼吸。

③ 民病：《素问·五常政大论》无。下同。

是年上木则下火，风热交加。酸属木，以治其上；苦属火，以治其下。不兼间味者，与少阳司天同也。义见后。

少阴司天，热气下临，肺气上从。

此以子午岁半以上热化于天，岁半以下燥行于地言也。

民病喘呕，寒热，嚏鼽衄，鼻窒，甚则疮疡燔灼。

此火气临下，金之所畏，故肺气从之，而逆天气所生病也。

胁痛善太息。

此燥行于地，甲木受伤，为地气所生病也。

阳明在泉，其治辛苦甘。按：此当云苦辛甘。

是年上火则下金，燥热交结。苦属火，以治其上；辛属金，以治其下。必兼甘者，火金之间味也。甘属土，为火之子，为金之母，故能调和于火金之间。

太阴司天，湿气下临，肾气上从。

此以丑未岁半以上湿化于天，岁半以下水行于地言也。

民病胸中不利，阴痿①，气大衰。

此湿气临下，水之所畏，故肾气亦从而不用也。

反腰脽②痛，厥逆。

---

① 阴痿：阴器痿废，即阳痿。

② 脽（shuí 谁）：臀部。《广雅·释亲》："臀，谓之脽。"

此以土王之时，肾病尤甚，转摇不便，皆天气所生病也。

心下否痛，少腹痛。

此水行于地，心火受制，火不生土而时害于食。皆地气所生病也。

太阳在泉，其治淡咸。

是年上土则下水，寒湿内蕴。淡属土，即土之薄味，以治其上；咸属水，为水之正味，以治其下。水土既平，故不兼间味也。

少阳司天，火气下临，肺气上从。

此以寅申岁半以上火化于天，岁半以下木行于地言也。

民病咳嚏鼽衄，鼻窒口疡，寒热胕肿。

此火气临下，金之所畏，故肺气亦从而上逆，与少阴司天略同，皆天气所生病也。

心痛，胃脘痛，厥逆，鬲不通。

此风行于地，肝木自王，为地气所生病也。

厥阴在泉，其治酸苦。按：此当云苦酸。

是年上火则下木，风热为灾。苦属火，以治其上；酸属木，以治其下。木火合德，故不兼间味。

阳明司天，燥气下临，肝气上从。

此以卯酉岁半以上燥化于天，岁半以下火行于地言也。

民病胁痛，目赤，掉振①，鼓慄②，筋痿不能久立。

此燥气临下，木之所畏，故肝气亦从而上逆也。肝窍在目而主风、主筋，己所胜者，轻而侮之，皆天气所生病也。

小便变，寒热如疟，甚则心痛。

此热行于地，而病肺心，火在阴分，郁而不伸，为地气所生病也。

少阴在泉，其治辛苦甘。

是年上金则下火，燥热交侵。辛属金，以治其上；苦属火，以治其下；甘味义见前。

太阳司天，寒气下临，心气上从。

此以辰戌岁半以上寒化于天，岁半以下土行于地言也。

民病心热，烦，嗌干，善渴，鼽嚏，喜悲，数欠，善忘，甚则心痛。

此寒气临下，火之所畏，故心气从而上逆也。水胜为寒，火郁为热，热气妄行，寒又复之，皆天气所生病也。

水饮内稸，中满不食，皮痹肉苛③，筋脉不利，甚则胕肿，身后痈。

---

① 掉振：筋脉动摇振颤。《说文·手部》："掉，摇也。"

② 鼓慄：即鼓颔、战栗。

③ 皮痹（wán 顽）肉苛：皮肤肌肉麻木不仁的症状。痹，《广韵·二十七删》："痹，痹。"

此湿行于地，病在肌肉，为地气所生病也。以其人痹痹久卧，故身后上背下臀为此痈疮。

太阴在泉，其治甘咸。按：此当云咸甘。

是年上水则下土，寒湿相合。咸属水，以治其上；甘属土，以治其下。

按：此六治者，前人亦以六气之化言之，然经文明言其治，疑当以治法为言，正与后文上取、下取、内取、外取，以求其过者合也。

内经运气病释三

六元正纪大论篇

厥阴司天之政，气化运行后天。

此言巳亥十年，气后天时而至也。按：经文先后之说，皆就正月朔日寅时言之。

民热病行于下，风病行于上，风燥胜复形于中。

此以风甚则燥胜而热复，故胜复更作，上下之气相形而见于中也。

初之气，民病寒于右之下。

此以燥金加于风木，初气为地左间，即天右间之下也。上年太阳寒水或未退位，故寒病复见于此。

二之气，民病热于中。

此以寒水加于君火，故热为寒郁，即伤寒成温之候也。

三之气，民病泣出，耳鸣，掉眩。

此以三气即司天风木用事，风火交煽，有风必有火也。

四之气，民病黄瘅，而为胕肿，溽暑湿热相薄，争于左之上①。

此以少阴暑热与太阴湿土相争，而为湿热之病也。本年少阴君火在天之左间。

五之气，寒气及体。

此以客湿土主燥金，燥湿更胜，而为沉阴之病也。

终之气，其病温厉②。

此以终气即司地相火用事。相火者，畏火也。畏火司令，时寒气热，故病温厉，即冬温而民皆病者也。

岁宜以辛调上，以咸调下，畏火之气，无妄犯之。

此言辛从金化，以调上之风木；咸从水化，以调下之相火。然相火易虚易实，不比君火之有常，调之非易，故宜慎也。

少阴司天之政，气化运行先天。

此言子午十年，气先天时而至也。

民病咳喘，血溢，血泄，鼽嚏，目赤眦疡，寒厥入胃，心痛，腰痛，腹大，嗌干，肿上。

此以上火下金，火热而金清，故热病见上，清病见下也。

初之气，民病关节禁固，腰脽痛，中外疮疡。

---

① 民病黄瘅……争于左之上：《素问·六元正纪大论》作“溽暑湿热相薄，争于左之上，民病黄瘅，而为胕肿。”黄瘅，即黄疸。

② 温厉：温疫。厉，通“疠”，疫疠。《左传·襄公三十一年》：“盗贼公行，而天厉不戒。”

此寒水为病，而以二之气炎暑将临，故又病热也。

二之气，民病淋，目瞑目赤，气郁于上而热。

此为木火相生，民气当和，而火郁亦不能不为病也。

三之气，民病气厥心痛，寒热更作，咳喘，目赤。

此言三气，即司天君火用事，二火交煽，故病热也。

四之气，民病寒热，嗌干，黄瘅，鼽衄，饮发。

此以客主气皆湿土，而又承君相二火之后，故病湿热也。

五之气，民病温。

此以阳随收令，惟火沴①金，时寒气热，阳邪之胜，为病正多也。

终之气，民病肿于上，咳喘，甚则血溢，病生皮腠，内舍于胁，下连少腹，而作寒中。

此以终气即司地燥金用事。金性收，故五气之余火内格；金气清，故本气之新寒又作也。

岁宜咸以耎之而调其上，甚则以苦发之、以酸收之而安其下，甚则以苦泄之。

此以咸从水化，故能调在上之君火。金以酸补，故能安在下之燥金。甚则以苦发之者，上热甚则非用苦之阳不能发越也。以苦泄之者，下热甚则非用苦之阴不能涌泄也。同一苦味，而有从阳从阴之别，即有苦寒、苦热之

① 沴（lì利）：克，伤害。

殊。余所以谓药借病用，即由此悟入耳。

太阴司天之政，气化运行后天。

此言丑未十年，气后天时而至也。

民病寒湿腹满，身䐜愤①胕肿，痞逆，寒厥，拘急。

此以阴凝于上，寒积于下，故所病皆寒湿也。

初之气，民病血溢，筋络拘强，关节不利，身重筋痿。

此以客主气皆风木，而太阴以湿土司天，风湿相搏，风病筋而湿病肉，血溢为木火之逆，而亦寒湿所郁也。

二之气，民病温厉盛行，远近咸若。

此以客主气皆君火，其气当和，而以湿热交蒸，故作温厉。

三之气，民病身重胕肿，胸腹满。

此以三气即司天湿土用事，而主气又为畏火，故病湿热。

四之气，民病腠理热，血暴溢，疟，心腹满热，胪②胀，甚则胕肿。

此以客火主湿，而热甚于湿，故病加甚。

五之气，民病皮腠。

此以客主气皆燥金，故病及肺金之合，同类相从也。

终之气，民病关节禁固，腰脽痛。

---

① 䐜（chēn 嗔）愤：胀闷不舒。张介宾注："䐜塞愤闷。"

② 胪（lú 卢）：皮肤。《说文·肉部》："胪，皮也。"

此以终气即司地寒水用事，故病见于太阳所经之路。

岁宜以苦燥之、温之，甚者发之、泄之。

此言湿宜于燥，寒宜于温，味必用苦者。苦从火化，正用苦之阳也。而及其湿寒既化为热，又必有以发泄之。

少阳司天之政，气化运行先天。

此言寅申十年，气先天时而至也。

民病寒热①，外发疮疡，内为泄满。

此火盛于外，而寒郁于中，故为外热内寒之证也。

往复之作，民病寒热，疟，泄，聋，瞑②，呕吐，上怫③，肿色变。

此以木盛则阳明受伤，甲木之气陵④犯胃土，故为诸病。

初之气，温病乃起，其病气怫于上，血溢，目赤，咳逆，头痛，血崩，胁满，肤腠中疮。按：经凡言皮腠疮疡者，即今人病中斑疹之类。

此以君火用事于相火司上之年，二火合气，故其病温也。

二之气，民病热郁于上，咳逆，呕吐，疮发于中，胸嗌不利，头痛身热，昏愦脓疮。

---

① 寒热：《素问·六元正纪大论》作“寒中”。

② 瞑：眼目昏花。

③ 上怫：上焦气机怫郁，症见胸闷不舒。

④ 陵：通“凌”。侵犯。《审势策》：“羌胡强盛，陵压中国。”

此以湿土用事于君火主气之时，故为湿热之病也。

三之气，民病热中，聋瞑，血溢，脓疮，咳呕，鼽衄，渴，嚏欠，喉痹，目赤，善暴死。

此以三气即司天相火用事，客主之火皆炽，故热甚也。

四之气，民病满身重。

此以客燥主湿，燥胜而肺自病，湿胜而脾自病也。

五之气，民避寒邪。

此以水寒金冷，示民当知所避也。

终之气，民病关闭不禁，心痛，阳气不藏而咳。

此以终气即司地风木用事，以风加寒。风为阳邪，而其气主乎动也。

岁宜咸、宜辛、宜酸，渗之、泄之、渍之、发之。

此言咸从水化，能胜火也；辛从金化，能平木也；酸从木化，能顺木火之性。凡风火之相煽，尤赖酸以收之也。渗之是利小便，泄之是通大便，渍之、发之是解肌出汗。经所谓洁净府、去菀陈莝、开发腠理，皆所以致津液而通气也。

阳明司天之政，气化运行后天。

此言卯酉十年，气后天时而至也。

民病咳，嗌塞，寒热，发暴振慄①，癃闷。

---

① 慄：《素问·六元正纪大论》作“溧”，寒冷貌。

此皆金燥火热之病，肺与小肠受之也。

初之气，民病中热，胀，面目浮肿，善眠，鼽衄，嚏欠，呕，小便黄赤，甚则淋。

此以客气湿主气风，风为阳邪，湿为阴邪，风湿相搏，脾肾交病也。

二之气，厉大至，民善暴死。

此以客相火主君火，似乎二火合德，而以臣位君则大逆也。

三之气，民病寒热。

此以三气即司天燥金用事，以阳盛之时而行大凉之气，故病在皮毛也。

四之气，民病暴仆，振慄，谵妄，少气，嗌干引饮，及为心痛，痈肿疮疡，疟寒之疾，骨痿，血便。

此以四气之后为司地君火所主，而太阳以寒水临之，水火相逆，故心肾同病也。

五之气，民气和。

此以风木用事，而得司地君火之温故也。

终之气，民病温。

此以终气即司地君火用事，以温加寒，民气当平。而温从火化，病则多热也。

岁宜以咸、以苦、以辛，汗之、清之、散之。

此以咸之从水化者，治司地之君火；苦之从火化者，治司天之燥金；辛之从金化者，治本气之不及。而火来乘之者，于上下求得其平也。岁半以下气过于热，故宜清；岁半以上气过于敛，故宜散。

太阳司天之政，气化运行先天。

此言辰戌十年，气先天时而至也。

民病寒湿，发肌肉萎，足痿不收，濡写，血溢。

此皆寒湿使然。而惟血溢为木火之郁，寒甚必化热也。

初之气，民乃厉，温病乃作，身热，头痛，呕吐，肌腠疮疡。

此以上年终气君火与本年初气相火，为二火之交，重以主气风木，又为风火相薄，故见诸病。

二之气，民病气郁中满。

此以清燥之气固结于中，而阳郁也。阳郁则必伤其阴也。

三之气，民病寒，反热中，痈疽注下，心热瞀闷，不治者死。

此以三气即司天寒水用事，以寒化火，故病寒反热。所以太阳之寒传入阳明即成温也，不戢①则燎原矣。

四之气，民病大热，少气，肌肉萎，足痿，注下赤白。

此为以客胜主，湿土受风木之制，而阳明反燥也。

---

① 戢（jí 及）：收敛，止息。

五之气，民乃舒。

此以岁半之后地气主之，以湿土而得君火之助故也。

终之气，民乃惨凄，反者孕乃死。

此以终气即司地太阴用事，再加于寒水之位故也。

岁宜苦以燥之、温之。

此言凡遇湿土、寒水之年，湿宜燥之，寒宜温之。味必用苦者，苦从火化，治寒以热，正用苦之阳也。太阴岁宜与此略同。不言发泄者，义已见于前也。

凡此司天所生之病，以巳亥、子午、丑未、寅申、卯酉、辰戌年为序者，所以明厥、少、太、少、阳、太之六气，而于巳亥起厥之诀，亦可推而知也。

壬子、壬午，其病支满。按：经文于《六元正纪》中惟子午、寅申、辰戌载有民病，余三纪无之。

此以中运太角木太过而克土也。

戊子、戊午，其病上热血溢。

此以中运太徵火太过而伤阴也。

甲子、甲午，其病中满身重。

此以中运太宫土太过而脾自病也。

庚子、庚午，其病下清。

此以中运太商金太过而致燥病也。

丙子、丙午，其病寒下。

此以中运太羽水太过而见寒病也。

壬寅、壬申，其病掉眩，支胁惊骇。

此以中运太角木太过而肝为病也。

戊寅、戊申，其病上热郁，血溢，血泄，心痛。

此以中运太徵火太过而心为病也。

甲寅、甲申，其病体重，胕肿，痞，饮。

此以中运太宫土太过而脾为病也。

庚寅、庚申，其病肩背胸中。

此以中运太商金太过而肺为病也。

丙寅、丙申，其病寒，浮肿。

此以中运太羽水太过而肾为病也。

壬辰、壬戌，其病眩掉目瞑。

此以中运太角木太过而见风病也。

戊辰、戊戌，其病热郁。

此以中运太徵火太过而见热病也。

甲辰、甲戌，其病湿，下重。

此以中运太宫土太过而见湿病也。

庚辰、庚戌，其病燥，背瞀胸满。

此以中运太商金太过而见燥病也。

丙辰、丙戌，其病大寒留于溪谷。

此以中运太羽水太过而见寒病也。

厥阴所至为里急，为支痛，为緛戾①，为胁痛呕泄。

此巳亥十年初、终六气之病，为病之常也。按：此以春

---

① 緛（ruǎn 软）戾：筋脉收引而身体弯曲。緛，筋脉收缩。戾，身体屈曲。

夏秋冬四时为言。

少阴所至为疡胗，身热，为惊惑，恶寒，战慄，谵妄，为悲妄，衄蔑①，为语笑。

此子午十年初、终六气之病，为病之常也。

太阴所至为积饮否隔，为稸满，为中满霍乱吐下，为重胕肿。

此丑未十年初、终六气之病，为病之常也。

少阳所至为嚏，呕，疮疡，为惊躁，瞀昧，暴病，为喉痹，耳鸣，呕涌，为暴注，瞤瘛，暴死。

此寅申十年初、终六气之病，为病之常也。

阳明所至为浮虚，为鼽，尻、阴股、膝、髀、腨、胻、足病，为皴揭②，为鼽嚏。

此卯酉十年初、终六气之病，为病之常也。

太阳所至为屈伸不利，为腰痛，为寝汗痓，为流泄禁止。按：此条“寝汗痓”亦当作“寝汗痉”。

此辰戌十年初、终六气之病，为病之常也。

木郁之发。

此言金胜制木，而木郁之，待时而发也。

民病胃脘当心而痛，上支两胁，鬲咽不通，食饮不下。

此木淫土虚之病也。

---

① 蔑：同“衊”。污血。《说文》：“衊，污血也。”

② 皴（cūn 村）揭：皮肤受冻而裂开。

甚则耳鸣眩转，目不识人，善暴僵仆。

此风淫而本经自病也。

木之发，其气无常。

此言其发无常期也。风善行而数变，故发亦无定。经曰：木发无时。

木郁达之。

达，畅达也。木喜条达。凡在表者，当疏其经；在里者，当疏其脏。但使气得通行皆谓之达。

火郁之发。

此言水胜制火，而火郁之待时而发也。

民病少气，疮疡痈肿，胁腹胸背，面首四支，䐜愤，胪胀，疡痱，呕逆。

此火湿之上冲于肺胃也。

瘛疭骨痛，节乃有动。

此火湿之内淫于筋骨也。

注下温疟，腹中暴痛，血溢流注，精液乃少。

此火湿下上流行，经络受伤，而动血耗精也。

目赤心热，甚则瞀闷懊侬，善暴死。

此肝心二经之火湿并行于内，而其性急速也。

刻终大温，汗濡元府①。

此即火欲发之征也。凡一气主六十日八十七刻半，火

---

① 元府：即"玄府"，指汗孔。元，避康熙帝讳而改。

之发在四气，则三气刻数将终，即有大温之候。

火之发也，其气四。

四之气为太阴，火郁之发，独在湿土王时，故其气必兼乎湿也。

火郁发之。

发，发越也。凡火之所居，其有结聚敛伏者，不宜蔽遏，故当因其势而解散之、升扬之也。凡病于阳虚、阳盛二者之外，另有阳为阴遏之证，皆当用升阳散火之法，即此之谓。

土郁之发。

此言木胜制土，而土郁之待时而发也。

民病心腹胀，肠鸣而为数后。

此湿行于上中下三焦，必治其中而上下始安也。

甚则心痛胁膜。

此心为湿乘，肝为湿侮也。

呕吐霍乱。

此湿上下行，而或呕或吐，或吐利交作。病每见于中也。

饮发注下，胕肿身重。

此水饮发而大便暴泄，脾伤而肌肉见病。皆土发湿邪之证也。

土之发也，以其四气。

四气为土之王时，故土之发也以四气。

土郁夺之。

夺，直取也。土畏滞，凡滞在上者可吐，滞在下者可泻。而皆不外直取其中，以安其上下也。

金郁之发。

此言火胜制金，而金郁之待时而发也。

民病咳逆，嗌干，面尘色恶。

此燥气胜而肺病也。

心胁满引少腹，善暴痛，不可反侧。

此金气胜而伤肝也。

金之发也，其气五。

五气为阳明王时，故其发也以五气。

金郁泄之。

泄，疏利也。金郁之病，为敛，为闭，为燥，为寒。凡解表，利气，通便，皆谓之泄。

水郁之发。

此言土胜制水，而水郁之待时而发也。

民病寒客心痛，腰脽痛，大关节不利，屈伸不便。

此皆寒水为病，于太阳经行之路也。

善厥逆，痞坚腹满。

此阴胜而阳气不伸，遂成阳为阴遏之病也。

水之发也，其气二火前后。

君火为二之气，相火为三之气。君火之后、相火之前，六十日之内乃水郁之所发也。水王于冬，而发于火令之时，阴乘阳也。经曰：水随火。

水郁折之。

折，抑制也。水郁之病为寒、为水，其性善流。凡养肺金、实脾土、利膀胱、壮命火，皆谓之折。

民病犯寒而不远寒，则寒至。寒至则坚否腹满，痛急下利之病生矣。

此言应远寒药，而仍用寒，则病即因寒药之误而甚也。

民病犯热而不远热，则热至。热至则身热，吐下霍乱，痈疽疮疡，瞀郁注下，瞤瘛肿胀，呕，鼽衄，头痛，骨节变，肉痛，血溢血泄，淋闷之病生矣。

此言应远热药而仍用热，则病即因热药之误而甚也。

大积大聚，其可犯也。衰其大①半而止，过者死。

此言积聚之病必当攻之使去，而正乃得安。特攻之不可过甚耳。此正教人以宜攻之病，不可畏虚而留病也。

妇人重身②，毒③之何如？有故无殒，亦无殒也④。

此言病苟有当去者，虽在有娠之妇，亦不可畏虚而留病也。

---

① 大：《素问·六元正纪大论》作“太”。

② 重身：妊娠。

③ 毒：峻利之药。张介宾注：“谓峻利药也。”

④ 有故无殒，亦无殒也：孕妇有病而服用峻利之药，当其病则对身体无伤害，即与胎儿亦无伤害。殒，损坏。《淮南子·览冥》高注：“殒，坏也。”

内经运气病释四

至真要大论篇

厥阴司天，风淫所胜。

此以巳亥岁半以上，风化于天而言也。

民病胃脘当心而痛，上支两胁，鬲咽不通，饮食不下，舌本强，食则呕，冷泄腹胀，溏泄，瘕，水闭，病本于脾。

此以肝邪乘脾，故诸病皆见于己土也。

风淫所胜，平以辛凉，佐以苦甘。以甘缓之，以酸写之。

此以风为木气，惟金能胜，故治以辛凉。辛从金化，凉为金气也。而过于辛则反伤其气，故佐以苦甘。苦以温金，甘以益气也。经曰：肝苦急，急食甘以缓之。又曰：以酸泻之。

风化于天，清反胜之。治以酸温，佐以甘苦。

此以风木之化，而反为金之清气胜之也。酸为木之同气，温以制清也，甘以缓肝之急，苦以温金之清。

厥阴在泉，风淫所胜。

此言寅申岁半以下风司于地，为火风之气也。

民病洒洒振寒，善呻①数欠，心痛支满，两胁里急，饮食不下，鬲咽不通，食则呕，腹胀善噫，得后与气，则快然如衰，身体皆重。

此以木邪淫胜，而脾胃受伤为病也。

风淫于内，治以辛凉，佐以苦甘，以甘缓之，以辛散之。

此以金能胜木，故治以辛凉。然辛胜恐伤其气，故必佐以苦甘。苦胜辛，甘益气也。经曰：肝苦急，急食甘以缓之。肝欲散，急食辛以散之。

风司于地，清反胜之，治以酸温，佐以苦甘，以辛平之。

此以木不胜土，而反为金气之清者胜之也。以酸之与木同气者，用温以制金之清，即以苦之从火而化者，佐甘以缓木之急。凡木之正味，其补以辛。金之正味，其泻以辛。故可两平之。

少阴司天，热淫所胜。

此以子午岁半以上，热化于天而言也。

民病胸中烦热，嗌干，右胠满，皮肤痛，寒热，咳喘，唾血，血泄，鼽衄，嚏呕，溺色变，甚则疮疡胕肿，肩背臂臑及缺盆中痛，心痛，肺䐜，腹大满，膨膨而喘咳，病本于肺。

---

① 呻：《素问·至真要大论》作“伸”。

此以金受火伤，故诸病皆见于肺也。

热淫所胜，平以咸寒，佐以苦甘，以酸收之。

此以热为火气，惟水能胜，故治以咸寒，咸从水化也。其佐苦甘者，苦能泄热，甘能泻火也。热越不敛，故以酸收。经曰：心苦缓，急食酸以收之。

热化于天，寒反胜之，治以甘温，佐以苦酸辛。

此以君火之化，而反为水之寒气所胜也。甘能制水，热能制寒，故治以甘热。寒得苦而温，亦得辛而散，故佐以苦辛。火为水胜则心苦缓，故宜酸以收之。

少阴在泉，热淫所胜。

此言卯酉岁半以下热司于地，为燥火之气也。

民病腹中常鸣，气上冲胸，喘，不能久立，寒热，皮肤痛，目瞑，齿痛䪼①肿，恶寒发热如疟，少腹中痛，腹大。

此火气奔动于中，乘肺及胃，金水受伤，阴阳争胜而上中下三焦俱病也。

热淫于内，治以咸寒，佐以甘苦，以酸收之，以苦发之。

此以水能制火，故治以咸寒也。甘胜咸，所以防咸之过。苦能泄，所以去热之实也。热越而不能敛，则以酸收之。热郁而不能散，则以苦发之。

---

① 䪼（zhuō 拙）：颧骨。

热司于地，寒反胜之，治以甘热，佐以苦辛，以咸平之。

此以火不胜金，而反为水气之寒者胜之也。甘胜水，热制寒，而又佐以苦辛，寒得苦而温，亦得辛而散也。火之正味，其补以咸。水之正味，其泻以咸。故可两平之。

太阴司天，湿淫所胜。

此以丑未岁半以上，湿化于天而言也。

民病胕肿，骨痛，阴痹。阴痹者，按之不得。腰脊头项痛，时眩，大便难，阴气不用，饥不欲食，咳唾则有血，心如悬。病本于肾。

此以水为土克，故诸病皆见于肾也。

湿淫所胜，平以苦热，佐以酸辛，以苦燥之，以淡泄之。

此以湿为土气，惟燥能胜，故治以苦热。酸从木化，用以制土。而必酸辛并用者，辛胜酸，所以防酸之过也。苦从火化，火能助燥。经曰：脾苦湿，急食苦以燥之。淡渗者，利窍以去湿也。

湿上甚而热，治以苦温，佐以甘辛，以汗为故而止。

此湿郁于上而成热也。治以苦温者，欲其燥。佐以甘辛者，取其汗。适复其故即止，戒过汗也。

湿化于天，热反胜之，治以苦寒，佐以苦酸。

此以湿土之化，而反为火之热气胜之也。苦寒以祛湿热，苦酸以泻木火。酸为木之正味，木位之主其泻以酸，木平则热亦散矣。

太阴在泉，湿淫所胜。

此言辰戌岁半以下，湿司于地，为寒湿之气也。

民病饮积心痛，耳聋，浑浑焞焞①，嗌肿喉痹，阴病血见，少腹痛肿，不得小便，病冲头痛，目似脱，项似拔，腰如②折，髀不可以回，腘如结，腨如别③。

此以寒湿乘心，又土邪淫胜克水，而三焦及肾、膀胱俱为水脏，故皆病也。

湿淫于内，治以苦热，佐以酸淡，以苦燥之，以淡泄之。

此以燥能胜湿，故治以苦热也。酸从木化，所以制土；淡与甘同，所以益土，故佐以酸淡。又必苦燥淡泄者，除湿而使湿有去路也。

湿司于地，热反胜之，治以苦冷，佐以咸甘，以苦平之。

此以土不胜水，而反为火之热气胜之也。故以苦冷者抑木火之邪，而即佐咸以除已甚之热，甘以补已衰之土。平之以苦者，苦从火化，亦能温土，故可两平之。

少阳司天，火淫所胜。

---

① 浑浑焞焞（tūn 吞）：形容耳中嗡嗡作响，混沌不清。浑浑，不清貌。焞焞，混沌不清貌。

② 如：《素问·至真要大论》作“似”。

③ 腨（shuàn 涮）如别：《灵枢·经脉》作“腨如裂”。小腿肚有裂痛感。

此以寅申岁半以上，火化于天而言也。

民病头痛，发热恶寒而疟。热上皮肤痛，色变黄赤。传而为水，身面胕肿，腹满仰息，泄注赤白，疮疡，咳唾血，烦心，胸中热，甚则鼽衄，病本于肺。

此金受火邪，水不能制，故诸病皆见于肺也。当与子午年诸病参看。

火淫所胜，平以酸冷，佐以苦甘，以酸收之，以苦发之，以酸复之。

此以火即热气，惟水能胜，与热淫同，故平以酸冷。酸能收逆气，寒能胜热气也。其佐甘苦者，甘以缓火之急，苦以泻火之实也。火盛则越，以酸收之。火郁则伏，以苦发之。而又必以酸复之者，恐发之过而未免伤气也。上文热淫所胜，当参观之。

火化于天，寒反胜之，治以甘热，佐以苦辛。

此以相火之化，而反为水之寒气胜之也。治以甘热，甘能胜水，热能制寒也。佐以苦辛，寒得苦而温，亦得辛而散也。

少阳在泉，火淫所胜。

此言巳亥岁半以下，火司于地，为风火之气也。

民病注泄赤白，少腹痛，溺赤，甚则血便。

此以热在下焦，故气血两见伤也。余与少阴在泉同候。

火淫于内，治以咸冷，佐以苦辛，以酸收之，以苦发之。

此以水气制火，故治以咸冷，与热淫同。苦能泄火，辛能散火，故以为佐。酸收苦发者，热越则敛之，热郁则散之也。

火司于地，寒反胜之，治以甘热，佐以苦辛，以咸平之。

此以火不胜金，而反为水气之寒者胜之也。甘胜水，热胜寒。寒得苦而温，得辛而散。火之正味，其补以咸。水之正味，其泻以咸。故可两平之。

阳明司天，燥淫所胜。

此以卯酉岁半以上，燥化于天而言也。

民病左胠胁痛，寒清于中，感而疟，咳，腹中鸣，注泄鹜溏，心胁暴痛，不可反侧，嗌干，面尘，腰痛，丈夫㿗疝①，妇人少腹痛，目眛②眦，疡疮痤痈。病本于肝。

此以木受金伤，故诸病皆见于肝也。

燥淫所胜，平以苦温，佐以酸辛，以苦下之。

此以燥为金气，惟火能胜，故平以苦温，苦从火化也。佐以酸辛者，以酸泻木而补金，即以辛泻金而补木也。苦下，专指肠胃燥结而言。

燥化于天，热反胜之，治以辛寒，佐以苦甘。

此以燥金之化，而反为火之热气胜之也。辛寒所以泄

---

① 㿗（tuí 颓）疝：腹股沟斜疝。《素问·脉解》："㿗疝，少腹肿也。"
② 眛：《素问·至真要大论》作"昧"。

热，苦甘所以泻火。

阳明在泉，燥淫所胜。

此言子午岁半以下，燥司于地，为火燥之气也。

民病喜呕，呕有苦，善太息，心胁痛不能反侧，甚则嗌干，面尘，身无膏泽，足外反热。

此以金邪淫胜，甲木受伤，故所见皆肝胆之病。

燥淫于内，治以苦温，佐以甘辛，以苦下之。

此以苦能降逆，故治以苦温。经曰：肺苦气上逆，急食苦以泄之是也。木受金伤，佐以甘缓辛，则木补金泻，两得之矣。肠胃燥结，非下不可，急下之法，非苦不可。

燥司于地，热反胜之，治以平寒，佐以苦甘，以酸平之，以和为利。

此以金不胜木，而反为火气之热者胜之也。燥金之性恶热而畏寒，故用平寒者以泻火。而佐以苦，即佐以甘，以甘能除大热也。金衰故用酸以补金位之弱，即用酸以收浮越之火，故可两平之。以和为利者，言不可过也。

太阳司天，寒淫所胜。

此以辰戌岁半以上，寒化于天而言也。

民病血变于中，发为痈疡，厥心痛，呕血，血泄，鼽衄，善悲，时眩仆，胸腹满，手热，肘挛，腋肿①，心澹

---

① 腋肿：《素问·至真要大论》作“掖衝”。义同。王冰注：“阳气内郁，湿气下蒸，故心厥痛而呕血，血泄，鼽衄，面赤目黄善噫，手热肘挛掖肿。”

澹大动，胸胁胃脘不宁①，面赤目黄，善噫，嗌干，甚则色炲②，渴而欲饮。病本于心。

此寒水胜而邪乘，心火受寒伤，故诸病皆见于心也。

寒淫所胜，平以辛热，佐以甘苦，以咸写之。

此以寒为水气，惟热能胜，热从火化也。然阴病恶燥，故必兼以辛润，辛从金化，水之母也。经曰：肾苦燥，急食辛以润之。肾欲坚，急食苦以坚之，用苦补之，咸泻之。

寒化于天，热反胜之，治以咸冷，佐以苦辛。

此以寒水之化，而反为火之热气胜之也。咸冷以抑火，而又佐苦以泄火，辛以散火。

太阳在泉，寒淫所胜。

此言丑未岁半以下，寒司于地，为湿寒之气也。

民病少腹控睾引腰脊，上冲心痛，血见，嗌痛，颔肿。

此以寒淫于下，肾、膀胱自伤其类，而水邪且上侮火府也。

寒淫于内，治以甘热，佐以苦辛，以咸写之，以辛润之，以苦坚之。

此以土能胜水，热能胜寒，故治以甘热。甘从土化，热从火化也。经曰：肾苦燥，急食辛以润之。肾欲坚，急

① 宁：《素问·至真要大论》作“安”。
② 炲（tái 台）：烟尘。

食苦以坚之，用苦补之、咸泻之。

寒司于地，热反胜之，治以咸冷，佐以甘辛，以苦平之。

此以水不胜火，而反为湿气之热者胜之也。咸冷以抑火，甘以泻火，辛以散火也。苦从火化，而又为水之正味，故可两平之。

内经运气病释五

至真要大论篇

厥阴司天。

此以巳亥岁半以上，客主之气有胜无复言也。

客胜则耳鸣掉眩，甚则咳。

此言客初气燥金胜，客二气寒水胜，客三气风木胜也。风胜则耳目病，燥胜、寒胜皆能致咳。

主胜则胸胁痛，舌难以言。

此言主时三气木火胜客也。木胜则胸胁痛，肝与胆为表里也。火胜则舌难言，心开窍于舌也。

厥阴之客，以辛补之，以酸写之，以甘缓之。

辛补酸泻，与主气同。甘缓者，经曰：肝苦急，急食甘以缓之也。

木位之主，其写以酸，其补以辛。

木性升，酸则反其性而敛之，故曰泻。木喜达，辛则助其气而发之，故曰补。经曰：肝欲散，急食辛以散之，用辛补之，酸泻之。

厥阴在泉。

此以寅申岁半以下，客主之气有胜无复言也。

客胜则大关节不利，内为痉强拘瘛，外为不便。

此言客四气燥金胜，客五气寒水胜，客终气风木胜也。寒胜则太阳经病，风燥胜则血不荣筋。

主胜则筋骨繇并①，腰腹时痛。

此言主时土金水三气胜客也。金燥胜则木病，故风动而拘急；水寒胜则太阳经病；土湿胜则太阴经病。

厥阴之客。

辛补、酸泻、甘缓，治与巳亥厥阴司天同。

木位之主。

酸泻、辛补，治亦同巳亥司天。

少阴司天。

此以子午岁半以上，客主之气有胜无复言也。

客胜则鼽嚏，颈项强，肩背瞀热，头痛，少气，发热，耳聋目瞑，甚则胕肿，血溢，疮疡，咳喘。

此言客初气寒水胜，客二气风木胜，客三气君火热胜也。寒胜则太阳所经之处皆病，而兼见咳喘；风胜则聋瞑②，胕肿；热胜则血溢，疮疡。

主胜则心热烦躁，甚则胁痛支满。

此言主时三气木火胜客也。火胜则烦躁，木胜则胁痛满。

少阴之客，以咸补之，以甘写之，以酸收之。

咸补、甘泻，与主气同。酸收者，经曰：心苦缓，急

① 筋骨繇并：形容筋骨振摇，关节挛急不利。繇，振摇。并，挛缩。

② 风胜则聋瞑：原字迹模糊不清，据山左本补。

食酸以收之也。

火位之主，其写以甘，其补以咸。

火性速，甘则反其性而缓之，故曰泻。火欲耎，咸则顺其气而耎之，故曰补。经曰：心欲耎，急食咸以耎之，用咸补之，甘泻之。

少阴在泉。

此以卯酉岁半以下，客主之气有胜无复言也。

客胜则腰痛，尻股膝髀腨䯒足病，瞀热以酸，胕肿，不能久立，溲便变。

此言客四①气寒水胜，客五气风木胜，客终气君火胜也。寒胜则太阳经病，木胜则筋酸胕肿，火胜则溲便为之变，以火居阴分也。

主胜则厥气上行，心痛，发热，鬲中，众痹皆作，发于胠胁，魄汗不藏，四逆而起。

此言土金水三气胜客也。君火受制于群阴，故厥逆痛痹。阴汗，肢冷，为阴气有余也。

少阴之客。

咸补、甘泻、酸收，治与子午少阴司天同。

火位之主。

甘泻、咸补，治亦同子午司天。

太阴司天。

① 四：原字迹模糊。据山左本补。

此以丑未岁半以上，客主之气有胜无复言也。

客胜则首面胕肿，呼吸气喘。

此言客初气风木胜，客二气火热胜，客三气湿土胜也，皆风湿热为病。

主胜则胸腹满，食已而瞀。

此言主时三气木火胜客也。主客初二气相和，故惟三气湿土为病。

太阴之客，以甘补之，以苦写之，以甘缓之。

甘补、苦泻，与主气同。甘缓者，经曰：脾欲缓，急食甘以缓之。

土位之主，其写以苦，其补以甘。

土性湿，苦则反其性而燥之，故曰泻。土欲缓，甘则顺其气而缓之，故曰补。经曰：脾欲缓，急食甘以缓之，用苦泻之，甘补之。

太阴在泉。

此以辰戌岁半以下，客主之气有胜无复言也。

客胜则足痿下重，便溲不时。湿客下焦，发而濡写，及为肿，隐曲之疾①。

此言客四②气风木胜，客五气君火胜，客终气湿土胜也。风湿热俱胜，故为诸病。

主胜则寒气逆满，食饮不下，甚则为疝。

---

① 隐曲之疾：谓隐蔽屈曲之处病，多指前后二阴之病。

② 四：原字迹模糊。据山左本补。

此言主时土金水三气胜客也。金寒水冷，客之木火足以敌之，故惟见土湿之病。

太阴之客。

甘补，苦泻，甘缓，治与丑未厥阴司天同。

土位之主。

苦泻、甘补，治亦同丑未司天。

少阳司天。

此以寅申岁半以上，客主之气有胜无复言也。

客胜则丹胗外发，及为丹熛①疮疡，呕逆喉痹，头痛嗌肿，耳聋血溢，内为瘛疭。

此言客初气君火胜，客二气湿土胜，客三气相火胜也。所见皆湿热病，而热甚于湿。

主胜则胸满咳仰息，甚而有血，手热。

此言主时三气木火胜客也。风胜则气逆，热胜则营伤。

少阳之客，以咸补之，以甘写之，以咸耎之。

咸补、甘泻，与子午少阴司天同。咸耎者，经曰：心欲耎，急食咸以耎之。君相皆火，故其治同也。

火位之主。

甘泻、咸补，治亦同子午司天。

少阳在泉。

---

① 丹熛（biāo 标）：病名，丹毒之类病证。

此以巳亥岁半以下，客主之气有胜无复言也。

客胜则腰腹痛而反恶寒，甚则下白溺白。

此言客四气君火胜，客五气湿土胜，客终气相火胜也。火居阴分，湿亦化热，故诸见湿热之病。

主胜则热反上行而客于心，心痛发热，格中①而呕。少阴同候。

此言主时土金水三气胜客也。此与少阴同为阴盛格阳。

少阳之客。

咸补、甘泻，治与子午少阴司天同。咸耎，治与寅申少阳司天同。

火位之主。

甘泻、咸补，治亦同子午司天。

阳明司天。

此以卯酉岁半以上，客主之气无胜无复言也。

清复内余，则咳衄，嗌塞，心鬲中热，咳不止而白血出者②死。

此独不言客主之胜者，以燥金之客加于木火之主，金居火位，客不胜主。而清气郁极必发，益以木火热邪充

---

① 格中：中焦格拒，气机闭阻。

② 咳不止而白血出者：王冰注："白血，谓咳出浅红色血，似肉似肺者。"于鬯曰："按'而'字疑隶书'面'字之坏文，'咳不止'为句，'面白'为句，'血出者'为句。旧以白血连读，则血未见有白者矣。"从临床表现而言，于注为胜。

斥，肺津大伤。白涎、白液，皆为白血。营气衰而血不及化，故主死也。三气即司天之位，故清气有余，与太阳之在泉同。

阳明在泉。

此以子午岁半以下，客主之气有胜无复言也。

客胜则清气动下，少腹坚满而数便写。

此言客四气湿土胜，客五气相火胜，客终气燥金胜也。湿胜则便泄；火胜则便数；燥胜则腹坚满。终气在泉之位，故清气下动。

主胜则腰重腹痛，少腹生寒，下为鹜溏，则寒厥于肠，上冲胸中，甚则喘不能久立。

此言主时土金水三气胜客也。水湿胜则腰重腹痛便溏，金胜则下病肠腑上病肺经也。

阳明之客，以酸补之，以辛写之，以苦泄之。

酸补、辛泻，与主气同。苦泄者，经曰：肺苦气上逆，急食苦以泄之。肺本金脏，阳明为燥金，故治略同。

金位之主，其写以辛，其补以酸。

金性收，辛则反其性而散之，故曰泻。金欲收，酸则顺其气而收之，故曰补。经曰：肺欲收，急食酸以收之。用酸补之，辛泻之。卯酉年阳明司天，客主之气无胜无复，故阳明之治，系于是年在泉条下。

太阳司天。

此以辰戌岁半以上，客主之气有胜无复言也。

客胜则胸中不利，出清涕，感寒则咳。

此言客初气相火胜，客二气燥金胜，客三气寒水胜也。火胜则胸中不利；燥胜则鼻中不利；寒胜则喉中不利。

主胜则喉嗌中鸣。

此言主时木火三气胜客也。主客惟火同气，而火因寒复，故阳气欲达而喉嗌中作水声。

太阳之客，以苦补之，以咸写之，以苦坚之，以辛润之。

苦补、咸泻，与主气同。辛润者，经曰：肾苦燥，急食辛以润之。肾本水脏，太阳为寒水，故治略同。

水位之主，其写以咸，其补以苦。

水性凝，咸则反其性而耎之，故曰泻。水欲坚，苦则顺其气而坚之，故曰补。经曰：肾欲坚，急食苦以坚之。用苦补之，咸泻之。太阳在泉，无胜无复，故经无治法。

太阳在泉。

此以丑未岁半以下，客主之气无胜无复言也。

寒复内余，则腰尻痛，屈伸不利，股胫足膝中痛。

此独不言客主之胜者，以水居水位，两不相胜也。然以寒水之客而加于土金之主，重阴气盛，故寒气有余于内也。

内经运气病释六

至真要大论篇

厥阴之胜①。

此言风木气胜，而土受制也。

民病耳鸣，头眩，愦愦欲吐，胃鬲如寒。

此风木之动，木邪伤胃，胃虚如寒，非真寒也，乃水饮也。

胠胁气并，化而为热，小便黄赤。

此肝邪盛而化热，侵及小肠也。

胃脘当心而痛，上支两胁，甚则呕吐，鬲咽不通②。

此木盛克土，而胃病也。

肠鸣飧泄，少腹痛，注下赤白③。

此以胃、大肠皆属阳明，足经病而手经亦病也。

厥阴之胜，治以甘清，佐以苦辛，以酸写之。

甘为土味，清为金气。土金相生，则木有制而土不受

---

① 胜：六气中的胜气。指主时之气过于淫胜，既能影响气候变化，也能导致人体发病。

② 甚则呕吐，鬲咽不通：《素问·至真要大论》无此八字。

③ 注下赤白：《素问·至真要大论》作“注下赤白，甚则呕吐，鬲咽不通。”

克矣。佐以苦辛，苦为火味以生土，辛为金味以制木。木性条达，反其性而敛之，故为泻。

厥阴之复。

此言木气先受金制，而既乃复也。

民病少腹坚满，里急暴痛。

此肝邪盛而气急也。

厥心痛，汗发。

此肝邪乘胃，上陵于心，而阳气泄也。

呕吐，饮食不入，入而复出，甚则入脾，食痹而吐①。

此脾受肝伤，故食入不化，或入而气闭不通，吐出乃已也。

筋骨掉眩，清厥②。

此风气盛而头目颤运③，手足逆冷也。

厥阴之复，治以酸寒，佐以甘辛，以酸写之，以甘缓之。

酸为木味，寒为水气。木之正味其泻以酸。木火相生，宜清以寒也。佐以甘辛者，木盛土衰，以甘补土。辛从金化，以辛制木也。酸泻甘缓，皆木之正味，而为正治。

少阴之胜。

---

① 甚则入脾，食痹而吐：《素问·至真要大论》无。

② 清厥：《素问·至真要大论》作“清厥，甚则入脾，食痹而吐”。

③ 运：转动。

此言君火气胜，而金受制也。

民病心下热，善饥，齐①下反动。

此以少阴之脉起心中，出属心系，下络小肠，而热乘之也。

气游三焦，呕逆，躁烦，腹满痛，溏泄，传为赤沃。

此以热盛包络，包络之脉历络三焦，而上中下俱病也。赤沃，便血也。

少阴之胜，治以辛寒，佐以苦咸，以甘写之。

辛为金味，寒为水气。金水相生，则火有制，而金不伤。佐以苦咸，苦从火化，以助其辛；咸从水化，以助其寒也。火性急速，故以甘缓为泻。

少阴之复。

此言君火先受水制，而既乃复也。

民病燠热②内作，烦躁，鼽嚏，嗌燥，少腹绞痛，分注时止。

此火炎上而在喉，火陷下而居肾。大肠分小便之水津，而时止时作也。

气动于左，上行于右，咳，暴瘖，皮肤痛③。

此以肺主音声、外合皮毛，而受火之伤也。

心痛，郁冒不知人，乃洒淅恶寒，振慄谵妄。

① 齐：通“脐”。《素问·奇病论》：“环齐而痛，是谓何病？”

② 燠热：烦闷发热。

③ 暴瘖，皮肤痛：《素问·至真要大论》作“皮肤痛，暴瘖”。

此心邪自实，神明内乱，热极则生寒，非真寒也。

寒已而热，渴而欲饮，少气，骨痿，隔肠不便，浮肿①，哕噫。

此寒已而复见真热也。谵妄甚，故少气。振慄甚，故骨痿。阴阳水火不交会于中土，故气阻而外内交病。

痱胗疮疡，痈疽痤痔，甚则入肺，咳而鼻渊。

此热甚伤肺，不外越于皮毛，即内入于肺经也。

少阴之复，治以咸寒，佐以苦辛，以甘写之，以酸收之，辛苦发之，以咸耎之。

咸为水味，寒为水气，制以其所不胜也。佐以苦辛，发不远热也。甘酸以泻火而敛浮热，苦咸以散火而解热结。

太阴之胜。

此言湿土气胜，而水受制也。

民病火气内郁，疮疡于中，流散于外。

此以寒湿外甚，则心火内郁，从中以达于皮肤之外也。

病在胠胁，甚则心痛。

此谓其疮疡在胠胁之皮肤，若不流散于外，则毒归于内。以心脉出于腋下，而起于心中也。

热格，头痛，喉痹，项强。

---

① 浮肿：《素问·至真要大论》作“外为浮肿”。

此谓热胜而格于上也。

独胜则湿气内郁，寒迫下焦，痛留顶，互引眉间，头重①，腰脽重强。

此谓无热而湿独胜也。无热则为寒湿，而下与太阳寒水气合，故其所病皆为太阳经脉所行之路。

胃满，少腹满，内不便，善注泄，足下温②，足胫胕肿。饮发于中，胕肿于上。

此则寒湿合病，而滞于中下也。饮发则水又与湿合，而上行矣。

太阴之胜，治以咸热，佐以辛甘，以苦写之。

咸为水味，热为火气。湿热则以咸化之，寒湿则以热治之。湿胜则土寒，辛能温土，甘能补土，故佐以辛甘。若湿胜而土实，则以苦泻之。土之正味，其泻以苦也。

太阴之复。

此言土气先受木制，而既乃复也。

民病体重，中满，食饮不化。

此土邪盛而自伤同气也。

胸中不便，饮发于中，咳喘有声。

此阴气上逆，脾湿侵肺也。

头顶痛重，而掉瘛尤甚。

此湿在三阳，筋脉濡耎也。

---

① 头重：《素问·至真要大论》无此二字。

② 足下温：《素问·至真要大论》作“足下温头重”。

呕而密默，唾吐清液。

此寒湿内动也。

甚则入肾，窍写无度。

此土邪传肾，肾开窍于二阴，而门户不要①，水泉不藏也②。

太阴之复，治以苦热，佐以酸辛，以苦写之、燥之、泄之。

苦为火味，热为火气。苦泻土，热燥湿也。佐以酸辛者，惟木生火，火不足则佐以酸；惟金生水，火太过则佐以辛也。土位之主，其泻以苦，泻以夺其实；燥以胜其湿；泄以利其水也。

少阳之胜。

此言相火气胜，而金受制也。

民病热客于胃，烦心，心痛，目赤，欲呕，呕酸，耳痛。

此客热行于上焦，故所见病多在上也。

善饥，善惊谵妄。

此客热行于中焦，而火盛伤阴也。

少腹痛，溺赤，下沃赤白。

---

① 门户不要：指肛门不能约束，泄利不禁。门户，即肛门。要，通"约"，约束。《资治通鉴·周赧王四十二年》："王文地一经两海，要约天下。"胡三省注："要约，犹约束也。

② 水泉不藏也：小便失禁。

此客热行于下焦也。赤白有气血之分，大便曰利，小便曰浊。

少阳之胜，治以辛寒，佐以甘咸，以甘写之。

辛为金味，寒为水气。金水相生，则火有制而金不伤。佐以甘咸，甘能泻火，咸能泄热也。以甘泻之者，甘能除大热也。

少阳之复。

此言相火先受水制，而既乃复也。

民病惊瘛，咳衄，心热烦躁，便数，憎风。

此火乘心肺，表里交热也。

面如浮埃，目乃瞤瘛，上为口糜，呕逆，血溢，血泄。

此厥气上行，火气内发，故形色变，而逼血妄行也。

发而为疟，恶寒鼓慄，嗌络焦槁，渴引水浆，少气脉萎。

此风火相薄，阴阳相并，寒极而热，津液涸，气血伤也。

色变黄赤，化而为水，传为胕肿。

此气蒸热化，水道不通，故溺色变而浮肿如泥也。

甚则入肺，咳而血泄。

此以火盛克金，而血溢于肺也。

少阳之复，治以咸冷，佐以苦辛，以咸耎之，以酸收之，辛苦发之。

咸为水味，冷为水气，制以所不胜也。佐以苦辛，发散其热。苦从火化，火气虚则佐以苦。辛从金化，火气盛则佐以辛。而又必咸耎以解热之结，酸收以敛热之浮。辛苦发之，所以申发不远热、毋犯寒凉之意也。当与少阴参看。

阳明之胜。

此言燥金气胜，而木受制也。

民病清发于中，左胠胁痛，溏泄。

此金盛木郁，而清邪陷于下也。

内为嗌塞，外发㿗疝。

此肝木受病，而清气上下行也。

胸中不便，嗌塞而咳。

此以燥胜则肺气敛，而失其治节也。胸中，肺之所居。

阳明之胜，治以酸温，佐以辛甘，以苦泄之。

酸为木味，温为火气。木火相生，则金有制，而木不伤。阳明有燥金之气，有清金之气。燥气而有余，则辛以散之；清气而不足，则甘以滋之。苦从火化，能泄其燥邪也。

阳明之复。

此言金气先受火制，而既乃复也。

民病生胠胁，气归于左，善太息。

此金气盛而肝伤，则木为之郁，肝阳不升，胆亦病也。

甚则心痛否满，腹胀而泄，呕苦咳哕，烦心，病在鬲中。

此清气太过，阳明气逆，心胃生寒而皆病也。

头痛，甚则入肝，惊骇筋挛。

此金气乘肝也。厥阴肝脉上额，与督脉会于巅。

阳明之复，治以辛温，佐以苦甘，以苦泄之，以苦下之，以酸补之。

辛为金味，温为火气。泻金以辛，胜清以温也。苦以制金，甘以生金，故佐以苦甘。而又苦泄以开燥结，酸补以敛津液。下，亦泄也。

太阳之胜。

此言寒水气胜，而心受制也。

民病痔疟发。

此以太阳经脉贯臀，故痔发。以邪正分争而寒热互作，故疟发。皆寒胜火郁之病也。

寒厥入胃，内生心痛。

此寒入胃，胃脘当心而痛。胃脘在心下，故曰心痛。

阴中乃疡，隐曲不利，互引阴股。

此以太阳之脉络肾属膀胱故也。

筋肉拘苛，血脉凝泣，络满色变，或为血泄。

此筋肉血脉得寒而痹，经虚则络满，血凝则下泄也。

皮肤否肿，腹满食减。

此水病之内外分见者也。

热反上行，头项囟顶脑户中痛，目如脱。寒入下焦，传为濡写。

此水病之上下分见者也。

太阳之胜，治以甘热[1]，佐以辛酸，以咸写之。

甘为土味，热为火气。火土相生，则水有制而火不散。佐以辛酸，辛散寒邪之实，酸收心气之伤也。水之正味，其泻以咸。

太阳之复。

此言水气先受土制，而既乃复也。

民病心胃生寒，胸膈不利，心痛否满。

此寒在膈间，而上下之气不得通利也。

头痛，善悲，时眩仆，食减。

此寒并于上，而阳神虚，清阳失守，不能熟腐水谷也。

腰脽反痛，屈伸不便。

此寒归水脏，而太阳经脉自病也。

少腹控睾，引腰脊，上冲心。

此寒客三阴，而上侵君火也。

唾出清水，及为哕噫。

此寒水侮土，胃脘无阳也。

---

① 甘热：《新校正》云："详此为治，皆先泻其不胜，而后泻其来胜，独太阳之胜治以甘热为异，疑甘字苦之误也。若云治以苦热，则六胜之治皆一贯也。"

甚则入心，善忘善悲。

此寒甚乘心，心藏神而神不足也。

太阳之复，治以咸热，佐以甘辛，以苦坚之。

咸为水味，热为火气。泻水以咸，治寒以热也。佐以甘辛，甘以制水，辛能散寒也。经曰：肾欲坚，急食苦以坚之。

内经运气病释七

至真要大论篇

诸风掉眩，皆属于肝。

此言肝之标为足厥阴，而其本风也。

诸暴强直，皆属于风。

此言足厥阴肝经之病，风气通于肝也。

诸痛痒疮，皆属于心。

此言心之标为手少阴，而其本热也。

诸热瞀瘛，皆属于火。

此言手少阴心经之病，热气通于心也。心，君火也。

诸湿肿满，皆属于脾。

此言脾之标为足太阴，而其本湿也。

诸胀腹大，皆属于热。

此言足太阴脾经之病，湿气通于脾，而化为热也。

诸气膹郁①，皆属于肺。

此言肺之标为手太阴，而其本燥也。

诸病有声，鼓之如鼓，皆属于热。

此言手太阴肺经之病，诸气通于肺也。有声者，咳喘

① 膹（fèn愤）郁：即肺气积满，呼吸喘急而痞闷。膹，王冰注："谓膹满"。郁，痞闷也。

之类。

诸寒收引，皆属于肾。

此言肾之标为足少阴，而其本寒也。

诸病水液，澄澈清冷，皆属于寒。

此言足少阴肾经之病，寒气通于肾也。

诸痉项强，皆属于湿。

此言足太阳膀胱之病也。膀胱为水湿之腑，故属于湿。

诸躁狂越，皆属于火。

此言足阳明胃经腑之病也。胃经胃腑，皆为燥金，热甚则胃阴亡，故亦属火。

诸呕吐酸，暴注下迫，皆属于热。

此言足少阳胆经之病也。少阳为相火，故属于热。

诸转反戾，水液浑浊，皆属于热。

此言手太阳小肠之病也。太阳本寒，而标则阳，故亦属热。

诸病胕肿①，疼酸惊骇，皆属于火。

此言手阳明大肠之病也。大肠为胃腑经，热入腑，遂为火证，故属于火。

诸痿喘呕，皆属于上。

---

① 胕肿：皮肤痈肿，肉腐化脓而溃烂。胕，腐也。《素问·阴阳类论》："浮为血瘕，沉为脓胕。"

诸厥固泄①，皆属于下。

此言手少阳三焦之病也。三焦之气游行上下，而治必取诸中焦，中安而上下皆安也。痿属心肺，厥属肾肝。

诸禁鼓慄，如丧神守，皆属于火。

此亦三焦之火独盛于中，即阳明所见真热之病，亦即厥阴所见假寒之病。所以口噤肢慄，似属于寒，而实皆属于火也。

诸逆冲上，皆属于火。

此言手厥阴心包络之病也。心包代君受邪，故亦属火。

故《大要》② 曰：谨守病机，各司其属。有者求之，无者求之，盛者责之，虚者责之。必先五胜，疏其地气③，令其调达，而致和平，此之谓也。

此引古经《大要》之言，以明十九条之病机各有所属也。《经》何以言"有者求之，无者求之"？"有"、"无"皆以证言，人但知有是证之为病，而不知无是证之为病，或隐伏也。故既于"有者求之"，尤当于"无者求之"也。《经》何以言"盛者责之，虚者责之"？盛，谓邪已实，邪而实，不可不知。虚，谓邪未实，邪未实尤不可不知也。故既曰"盛者责之"，而又必曰"虚者责之"也。虚曰

① 厥固泄：厥证；固，二便不通；泄，二便失禁。

② 大要：古代医学文献，已佚。

③ 地气：《素问·至真要大论》作"血气"。

"责之"，不曰"补之"，谓必审其为实，而后可泻耳。

辛甘发散为阳，酸苦涌泄为阴。咸味涌泄为阴，淡味渗泄为阳。六者或收、或散，或缓、或急，或燥、或润，或耎、或坚，以所利而行之，调其气使其平也。

此言十九条之病机，总以调之使平为治。凡宜发散则用辛甘，宜涌泄则用酸苦，宜涌泄、宜渗泄则用咸与淡者，皆治也，皆所以疏其气使调达而致和平也。以见不疏其气，即不调达而不和平也。治病之法，宜何从乎？而谓病机可不审乎？

《经》何以于十九条内独不言燥？以燥本属寒，而毗[1]于寒则为寒，毗于火即为火，《易》所以谓"火就燥"也。况诸暴强直，风亦致燥；诸痉项强，湿亦化燥。燥无定也，则凡十九条皆可以求燥也。岂是独遗燥耶？

---

① 毗（pí 皮）：依附。

内经运气病释八

陈无择《三因方》附子山萸汤①。病见前《气交篇》，今不再出。

此以六甲年太宫运，岁土太过，雨湿流行，土胜木复，而民病焉。故宜以此方治之。

附子片炮　山茱萸　乌梅肉　木瓜　肉豆蔻　姜半夏　丁香　木香②　生姜　大枣

缪问解此方曰：敦阜之纪，雨湿流行，肾中真气被遏，则火之为用不宣，脾土转失温煦，此先后天交病之会也。经谓：湿淫于内，治以苦热。故以附子大热纯阳之品，直达坎阳，以消阴翳，回厥逆而鼓少火，治肾而兼治脾。但附子性殊走窜，必赖维持之力而用始神，有如真武汤之于白芍，地黄饮之于五味是也。此而不佐以萸肉之酸收，安必其入肾而无劫液之虑？不偕以乌梅之静镇，难必其归土而无烁肺之忧。得此佐治，非徒阳弱者赖以见功，即阴虚者亦投之中綮③矣。然腹满溏泄，为风所复，土转受戕，则治肝亦宜急也。脏宜补，既有萸肉以培乙木；腑宜泻，更用木瓜以泄甲木。所以安甲乙者，即所以资戊己

① 附子山萸汤：诸本同。《三因方》作“附子山茱萸汤”。

② 木香：诸本同。《三因方》作“藿香”。

③ 綮（qìng 庆）：筋骨结合处。此喻关键之处。

也。肉果[1]辛温助土，有止泻之功，兼散皮外络下诸气，治肉萎[2]所必需。再复以半夏之利湿，丁、木香之治胃，木瓜、乌梅之疗痿，生姜、大枣之和中，眼光四射矣。风气来复，有酸味群药补之、泻之，尚何顾虑之有哉[3]。

陈无择《三因方》白术厚朴汤

此以六己年少宫运，岁土不及，风乃盛行，木胜金复，而民病焉。故宜以此方治之。

白术　厚朴　桂心　青皮　甘草炙　藿香　干姜炮　半夏

缪问解此方曰：岁土不及，寒水无畏，风乃大行。民病飧泄、霍乱等证，皆土虚所见端。但土虚则木必乘之，是补太阴必兼泄厥阴也。夫脾为阴土，所恶者湿，所畏者肝，其取资则本于胃。古人治脾必及胃者，恐胃气不得下降，则脾气不得上升，胃不能游溢精气，脾即无所取资。故君以白术，甘苦入脾燥湿，即佐以厚朴苦温平胃理气，是补脏通腑之法也。肝为将军之官，乘土不足而陵犯中州，是宜泄之。桂心辛甘，泄肝之气；青皮苦酸，泄肝之血。辛酸相合，足以化肝。复以甘草缓肝之急，监制过泄之品，毋令过侵脏气。再合藿香之辛芬，横入脾络；炮姜

---

① 肉果：即“肉豆蔻”。

② 萎：疑“痿”之误。

③ 敦阜之纪，雨湿流行……尚何顾虑之有哉：语本《司天方论·天干诸方》。本篇同。

之苦辛，上行脾经；半夏之辛润，下宣脾气。其种种顾虑，总不外乎奠安中土，使脾气固密，自不畏乎风气之流行矣。金气来复，又得厚朴、半夏泻肺气之有余，不用苦寒戕土，即《内经》以平为期，不可太过之义也。是方不用姜、枣，以脾之气分受邪，无藉大枣入营之品，且畏姜之峻补肝阳。锦心妙谛，岂语言所能推赞哉！

陈无择《三因方》紫菀汤

此以六乙年少商运，岁金不及，炎火乃行，火胜水复，而民病焉。故宜以此方治之。

紫菀茸　桑白皮　人参　黄芪　地骨皮　杏仁　白芍药[①]　甘草　生姜　大枣

缪问解此方曰：凡岁金不及之年，补肺即当泻火，以折其炎上之势。若肺金自馁，火乘其敝，民病肩背痛、瞀重、鼽嚏、便血、注下，不救其根本可乎哉？盖肩背为云门中府之会，肺脉所循，鼻为肺窍，肺伤则鼽嚏。肺与大肠为表里，气不下摄，则为便血、注下。脏病而腑亦病，此时惟有清火止泄一法，急补肺金，斯为得耳。紫菀苦温，下气和血，寒热咸治。桑皮甘寒，补血益气，吐畜[②]所需。而尤赖参、芪固无形之气，即以摄走泄之阴也。气交之火必潜伏金中，地骨皮甘平微苦，能泻肺中伏火，止其血之沸腾。又肺苦气上逆，泄之以杏仁之苦。肺欲收，

① 白芍药：诸本同，《三因方》作“白芷”。

② 吐畜：诸本同，《司天方论·天干诸方》作“吐血”。

敛之以白芍之酸。合之甘草补土生金，姜、枣调和营卫，缓诸药于至高之分，而参、芪得收指臂之功。为水所复，不用别药，盖补土可以生金，而实土即以御水也。

陈无择《三因方》牛膝木瓜汤

此以六庚年太商运，岁金太过，燥气流行，金胜火复，而民病焉。故宜以此方治之。

牛膝　木瓜　白芍药　杜仲　黄松节　菟丝子　枸杞子　天麻　生姜　大枣　甘草

缪问解此方曰：此治岁金太过，肝木受邪之方也。夫金性至刚，害必陵木，民病两胁与少腹痛、目赤痛、肩背至胻足皆痛。是非肝为金遏，郁而不舒，胡上下诸痛悉见耶？盖肝藏血，而所畏惟金。肺气逆行，不独上蒙清窍，且无以荣养百骸，缘见诸痛。及其火复阴伤，更致气血交病，用药之例，补肝血者可以从酸，补肝气者必不得从辛矣。何则？酸可育肝之阴，辛则劫肝之血也。故方用牛膝酸平下达为君，木瓜酸温舒筋为臣。而即佐以白芍，和厥阴之阴，且制肺金之横。杜仲养风木之气，自无辛烈之偏。同为气血交补，义仍重取肝阴，最为有见至。松节利血中之湿，且治关节之疼。菟丝入三阴之经，专助筋脉之力。复以枸杞甘平润肺，合之天麻辛温息风，金安而木亦平，此则柔克之道也。顾虑周密，虽有火气来复，喘咳气逆等证，亦可无忧矣。

陈无择《三因方》黄连茯苓汤①

此以六丙年太羽运，岁水太过，寒气流行，水胜土复，而民病焉。故宜以此方治之。

黄连　黄芩　赤茯苓　半夏　通草　车前子　甘草　远志　麦冬　生姜　大枣

缪问解此方曰：岁水太过，寒气流行，邪害心火。此而不以辛热益心之阳何耶？按：六丙之岁，太阳在上，泽无阳焰，火发待时。少阴在上，寒热陵犯，气争于中。少阳在上，炎火乃流。阴行阳化，皆寒盛火郁之会也。故病见身热、烦躁、谵妄、胫肿、腹满等证，种种俱水湿郁热见端。投以辛热，正速毙耳。丙为阳刚之水，故宗《内经》"气寒气凉，治以寒凉"② 立方，妙在不理心阳而专利水清热。以黄连之可升可降，寒能胜热者，平其上下之热。更以黄芩之可左可右，逐水湿清表热者，泄其内外之邪。茯苓、半夏通利阳明。通草性轻，专疗浮肿。车前色黑，功达水源。甘草为九土之精，实堤御水，使水不上陵于心，而心自安也。心为君主，义不受邪，仅以远志之辛，祛其谵妄，游刃有余。心脾道近，治以奇法也。但苦味皆从火化，恐燥则伤其娇脏，故佐以麦冬养液保金，且以麦冬合车前，可已湿痹，具见导水功能。土气来复，即借半夏之辛温以疏土。实用药之妙，岂思议所可及哉。

---

① 黄连茯苓汤：诸本同。《三因方》作"川连茯苓汤"。

② 气寒气凉，治以寒凉：语见《素问·五常政大论》。

陈无择《三因方》五味子汤

此以六辛年少羽运，岁水不及，湿乃盛行。土胜木复，而民病焉。故宜以此方治之。

五味子　附子片　熟地黄　巴戟天　鹿茸　杜仲炒　山茱萸　生姜　盐

缪问解此方曰：辛年主病身重，濡泄，寒疡，足痿，清厥等证，皆涸流之纪，肾虚受湿也。然而淡渗逐湿则伤阴，风药胜湿益耗气，二者均犯虚虚之戒矣。盖肾中之阳弱，少火乏生化之权则濡泄，肌肉失温煦之运则湿不行，因而入气分则为身重，入血分则为寒疡。肾中之阴弱，则痿痛而烦冤，即《内经》所称内舍腰膝，外舍溪谷，皆湿之为害也。故君以五味子之酸收，收阴阳二气于坎中。臣以直入坎宫之附子，急助肾阳，遍走经络，驱逐阴霾，破竹之势有非他药可及者。再佐以熟地甘苦悦下之味，填补肾阴，助五味子固护封蛰。治肾之法，无遗蕴矣。巴戟甘温入阴，除痹有效。鹿茸咸温补血，益髓称神。“精不足者，补之以味”是也。为木所复，目视䀮䀮，筋骨酸楚，肝虚可知。肝欲辛，补之以杜仲之辛。肝喜酸，与之以萸肉之酸。况二药并行，能除湿痹而利关节，补肝即所以益肾，又子能令母实之义，非独治其来复也。

陈无择《三因方》苁蓉牛膝汤

此以六丁年少角运，岁木不及，燥乃盛行，金胜火复，而民病焉。故宜以此方治之。

苁蓉　熟地黄　牛膝　当归　白芍药　木瓜　甘草　乌梅　鹿角　生姜　大枣①

缪问解此方曰：此与六庚年之牛膝汤同为补肝之剂，而补之之法大有径庭矣。民病胠胁少腹痛，厥阴之经下络少腹，肝虚则阳下陷而为痛，木动则风内攻而为肠鸣鹜溏。是年风燥火热，多阳少阴，不资液以救焚，则熇熇之势遂致燎原，是当藉天一之水以制其阳焰者也。但肾为肝母，徒益其阴，则木无气以升，遂失春生之性；仅补其阳，则木乏水以溉，保无陨落之忧？故必水火双调，庶合虚则补母之义。苁蓉咸能润下，温不劫津，坎中之阳所必需。熟地苦能坚肾，润以滋燥，肾中之阴尤有赖。阴阳平补，不致有偏胜之虞矣。合之牛膝酸平达下，再复归、芍辛酸化阴，直走厥阴之脏，血燥可以无忧。但为火所复，而为寒热、为疮疡，则一从少阳始，一从少阴来也。木瓜之酸泄少阳，甘草之甘泻少阴，乌梅止溏泄，鹿角主疮疡，姜、枣和营卫。同一补肝，而法有不同如此。

陈无择《三因》② 茯苓汤③

此以六壬年太角运，岁木太过，风气流行，木胜金复，而民病焉。故宜以此方治之。

白茯苓　白术　甘草　草果　厚朴　半夏　干姜炮

---

① 大枣：诸本同。《三因方》无。

② 三因：诸本同。据本篇文例，其下脱“方”字。

③ 茯苓汤：诸本同。《三因方》作“苓术汤”。

青皮　生姜　大枣

缪问解此方曰：发生之纪，风气流行，木旺肝强，脾土受邪之会也。民病飧泄、食减、体重、烦冤、肠鸣、腹满，甚则忽忽善怒，肝木乘脾极矣。是当用肝病实脾法以为根本之地。夫风淫所胜，治以苦甘，而治脏必先通腑。故君以茯苓，通利脾家之湿。而即臣以白术、甘草，一苦一甘，补脾之体。佐以草果、厚朴，辛香导滞，宣脾之用。健运不愆，脏腑有交赖矣。半夏助辛淡之用，炮姜资焦苦之功，治脾之法已尽乎此。而风淫所胜，平之宜急，加以青皮之酸，合之甘草之甘，所谓以酸泻之，以甘缓之是也。金气来复，胁痛而吐，木益病矣。泻之、缓之，已备具于诸药之中。使以姜枣调营益卫，为治中所必需。信乎！治病之必求于本也。

陈无择《三因方》麦门冬汤

此以六戊年太徵运，岁火太过，炎暑流行，火胜水复，而民病焉。故宜以此方治之。

麦门冬　人参　桑白皮①　紫菀茸　半夏　甘草　白芷　竹叶　生姜　大枣

缪问解此方曰：岁火太过，炎暑流行，热甚则燥，肺金受其侮矣。民病疟、少气、血溢泄等证，肺脏被烁可知。此而不阴阳并补，则金败水竭，火无所畏，多将熇熇

---

① 桑白皮：诸本同。《三因方》作“钟乳粉 桑白皮”。

矣。麦冬养肺之阴，人参益肺之气。张洁古谓参味苦甘，甘能泻火；麦冬味苦，兼泄心阳，且救金，且抑火，一用而两擅其长，肺之欲有不遂者乎？然肺为多气之脏，益之而无以开之，亦不可也。桑皮甘寒，紫菀微辛，开其膹郁，藉以为止血之功。再用半夏、甘草以益脾土，虚则补其母也。白芷辛芬，能散肺家风热，治胁痛称神。竹叶性升，引药上达。补肺之法，无余蕴矣。水气来复，实土即可御水，又何烦多赘乎？要知此方之妙，不犯泻心苦寒之品，最为特识。盖岁气之火属在气交，与外淫之火有间，设用苦寒，土气被戕，肺之化源绝矣。是方也，惟肺脉微弱者可用。若沉数有力及浮洪而滑疾者，均非所宜。此中消息，愿后贤会之。

陈无择《三因方》黄芪茯神汤

此以六癸年少徵运，岁火不及，寒乃盛行，水胜土复，而民病焉。故宜以此方治之。

生黄芪　茯神　紫河车　远志　酸枣仁　生姜　大枣

缪问解此方曰：六癸之水，其脏为心，其发为痛。揆厥病情①，无一非心血不足见端。盖心为生血之脏，血足则荣养百骸，不足则病多傍见，如胸胁膺背诸痛，甚则屈不能伸。而肩臂之络如青灵、少海诸穴，咸系于心，则止痛必专补血，从可知矣。方用黄芪走表止痛于外。茯神入

① 揆厥病情：推测揣度其病情。揆，推测。厥，其。

心，益气于中。而即以河车血肉有情补其心血。远志挈离入坎，育其心神。药物无多，简而该[①]，切而当矣。土气来复，反侵水脏，亦足妨心。佐以苡米，甘淡悦脾，既有治痿之功，而又借以交通心肾。盖婴儿姹女，必媒合于黄婆。此治心肾者，所以必兼治脾也。要之，气交之病，多属脏气侵陵，非如六腑之可泻，即偶用以佐治，亦不可以太过。天干十方，具本此义。特为拈出，可为世之操刃者顶门下一针矣。

① 该：完备。

内经运气病释九

陈无择《三因方》敷和汤病见前《六元篇》，今不再出。

此以巳亥十年，厥阴司天，少阳在泉，风燥火热之气见于气交，而民病焉。故宜以此方治之。

半夏　茯苓　酸枣仁生①　甘草炙　五味子　干姜炮　枳实　青皮　诃子　大枣

初之气，阳明加临厥阴，本方加牛蒡子。

二之气，太阳加临少阴，本方加麦冬、山药。

三之气，厥阴加临少阳，本方加紫菀。

四之气，少阴加临太阴，本方加泽泻②。

五之气，太阴加临阳明，依本方。

终之气，少阴③加临太阳，依本方。

缪问解此方曰：风木主岁，经谓热病行于下，风病行于上，风燥胜复形于中，湿化乃行。治宜辛以调其上，咸以调其下。盖辛从金化能制厥阴，咸从水化能平相火。揆厥病机，或为寒，或为热，或为温厉。病非一端，气原庞④杂，用药非具卓识，又何从而措手哉？此方配合气味

---

① 酸枣仁：诸本同。《三因方》无。

② 加泽泻：诸本同。《三因方》作“加泽泻山栀”。

③ 少阴：诸本同。疑“少阳”之误。

④ 庞：诸本同。原作“瘥”，疑“庞”之误，故改。

尤妙，论其气则寒热兼施，论其味则辛酸咸合用。有补虚，有泻实，其大要不过泻火平木而已。半夏辛能润下，合茯苓之淡渗，祛湿除黄。枣仁生用，能泻相火。甘草炙用，能缓厥阴。《别录》载五味子除热有专功，故风在上，以甘酸泄之，而火在下，以咸温制之也。再加炮姜以温上年未退之寒，枳实以泄本年在中之湿。青皮、诃子，协大枣醒胃悦脾，无邪不治矣。初之气，加牛蒡之辛平，导炮姜之辛温以散寒。二之气，病反中热，加麦冬以清金，山药以益土。三之气，木邪内肆，加紫菀佐金平木。四之气，湿热交甚，加泽泻以逐湿，山栀以清湿中之热。五气、终气，并从本方。药味无多，丝丝入扣。世谓司天板方①，不可为训，岂其然哉②。按：缪氏于"初气民病寒于右"之下，解作"右胁"，因谓炮姜能温右胁之寒，此误也，故改之。

陈无择《三因方》正阳汤 按：陈氏以平气升阳二字归诸少阳相火，故于少阴君火之年以正阳名其方。

此以子午十年，少阴司天，阳明在泉，水火寒热之气见于气交，而民病焉。故宜以此方治之。

当归 川芎 元参 旋覆花 白薇 白芍药 桑白皮 甘草 生姜

初之气，太阳加临厥阴，本方加升麻、枣仁③。

---

① 板方：同"呆方"。指一成不变的医方。

② 风木主岁……岂其然哉：语本《司天方论·地支诸方》，本篇同。

③ 枣仁：《三因方》作"杏仁"。

二之气，厥阴加临少阴，本方加车前子、白茯苓。

三之气，少阴加临少阳，本方加麻仁、杏仁。

四之气，太阴加临太阴，本方加荆芥、茵陈。

五之气，少阳加临阳明，依本方。

终之气，阳明加临太阳，本方加苏子。

缪问解此方曰：少阴司天之岁，经谓热病生于上，清病生于下，寒热固结而争于中。病咳喘，血溢泄，及目赤心痛等证，寒热交争之岁也。夫热为火性，寒属金体，用药之权，当辛温以和其寒，酸苦以泄其热，不致偏寒偏热，斯为得耳。君当归，味苦气温，可升可降，止诸血之妄行，除咳定痛，以补少阴之阴。川芎味辛气温，主一切血，治风痰饮发有神功。元参味苦咸，色走肾，而味入心，偕旋覆之咸能软坚、白薇之咸以泄热者，合《内经》咸以调其上之法也。白芍酸苦微寒，主邪气而除血痹，偕桑皮之泻肺火而散瘀血者，合《内经》酸以安其下之义也。诸药既有维持上下之功，复加甘草、生姜，一和一散，上热下清之疾胥蠲①矣。初之气加升麻之升清阳，酸枣之除烦渴，以利其气郁。气利则诸痛自止。二之气加车前以明目，茯苓以通淋。三之气加麻、杏二味，一以润燥，一以开肺。四之气加荆芥，入木泄火，止妄行之血。茵陈入土除湿，去瘀热之黄。陈氏藏器谓荆芥搜肝风，治

① 胥蠲（juān 捐）：全部消除。胥，皆。蠲，免除。

劳渴、嗌干、饮发均为专药。五之气依正方。终之气加苏子以下气。传曰：刚克柔克①。真斯道之权衡也。

陈无择《三因方》备化汤

此以丑未十年，太阴司天，太阳在泉，湿寒之气见于气交，而民病焉。故宜以此方治之。

附子片炮　生地黄②　茯苓③　覆盆子　牛膝　木瓜　生姜　甘草

初之气，厥阴加临厥阴，依本方。

二之气，少阴加临少阴，本方去附子，加防风、天麻。

三之气，太阴加临少阳，本方加泽泻。

四之气，少阳加临太阴，依本方。

五之气，阳明加临阳明，依本方。

终之气，太阳加临太阳，依本方。

缪问解此方曰：丑未之岁，阴专其令，阳气退避，民病腹胀，胕肿，痞逆，拘急，其为寒湿合邪可知。夫寒则太阳之气不行，湿则太阴之气不运。君以附子大热之品，通行上下，逐湿祛寒。但阴极则阳为所抑，湿中之火亦能逼血上行，佐以生地凉沸腾之势，并以制辛烈之雄。茯苓、覆盆，一渗一敛。牛膝、木瓜，通利关节。加辛温之

① 刚克柔克：语本《书·洪范》："三德：一曰正直，二曰刚克，三曰柔克。"孔颖达疏："二曰刚克，言刚强而能立事。三曰柔克，言和柔能治。"

② 生地黄：《三因方》作"熟地"。

③ 茯苓：《三因方》作"茯神"。

生姜，兼疏地黄之腻膈。甘温之甘草，并缓附子之妨阴，谓非有制之师耶？二之气热甚于湿，故加防风走表以散邪，天麻息风以御火。三之气湿甚于热，故加泽泻以利三焦决渎之道。余气并依正方。抑其太过，扶其不及，相时而动，按气以推。非深明于阴阳之递嬗①，药饵之功用者，乌足以语于斯？

陈无择《三因方》升明汤

此以寅申十年，少阳司天，厥阴在泉，风热之气见于气交，而民病焉。故宜以此方治之。

酸枣仁生、熟各半　车前　紫檀香　蔷薇　青皮　半夏　生姜　甘草

初之气，少阴加临厥阴，本方加白薇、元参。

二之气，太阴加临少阴，本方加丁香。

三之气，少阳加临少阳，本方加赤芍、漏芦、升麻。

四之气，阳明加临太阴，本方加茯苓。

五之气，太阳加临阳明，依本方。

终之气，厥阴加临太阳，本方加五味子。

缪问解此方曰：是岁上为相火，下属风木，正民病火淫风胜之会也。枣仁味酸平，《本经》称其治心腹寒热邪结。熟用则补肝阴，生用则清胆热，故君之以泄少阳之火。佐车前之甘寒，以泻肝家之热。在天在泉，一火一

① 递嬗：递进，更替。

风，咸赖乎此。紫檀为东南间色，寒能胜火，咸足柔肝，又上下维持之圣药也。风木主令，害及阳明，呕吐、疟、泄，俱肝邪犯胃所致。蔷薇为阳明专药，味苦性冷，除风热而散疮疡，兼清五脏客热。合之青皮、半夏、生姜，平肝和胃，散逆止呕。甘草缓肝之急，能泻诸火。平平数药，无微不入，理法兼备之方也。初之气加白薇，苦咸以清血分之邪。元参苦寒，以除气分之热。二之气加丁香，醒脾止吐。三之气加赤芍之酸寒，以清血分之热。漏芦之咸寒，以清气分之邪。盖漏芦能通小肠、消热毒。且升麻升散火邪，以治目赤。四之气加茯苓，利湿泄满。五之气依正方。终之气加五味子之酸以收之。

陈无择《三因方》审平汤

此以卯酉十年，阳明司天，少阴在泉，清热之气见于气交，而民病焉。故宜以此方治之。

天门冬　山茱萸　白芍药　远志　紫檀香　白术　生姜　甘草

初之气，太阴加临厥阴，本方加茯苓、半夏、紫苏①。

二之气，少阳加临少阴，本方加白薇、元参。

三之气，阳明加临少阳，本方去萸肉、远志、白术，加丹参、车前②。

① 紫苏：《三因方》作“紫苏生姜各半两”。

② 车前：《三因方》作“泽泻”。

四之气，太阳加临太阴，本方①加枣仁、车前。

五之气，厥阴加临阳明，依本方。

终之气，少阴加临太阳，依本方。

缪问解此方曰：阳明司天，少阴在泉，民见诸病，莫非金燥火烈见端。治宜咸与苦、与辛。咸以抑火，辛苦以助金。故君以天冬，苦平濡润，化燥抑阳，古人称其治血妄行，能利小便，为肺家专药，有通上彻下之功。金不务德，则肝必受戕，萸肉补肝阳也，白芍益肝阴也。但火位乎下，势必炎上助燥，滋虐为害尤烈。妙在远志，辛以益肾，能导君火下行。紫檀咸以养营，且制阳光上僭。又佐白术以致津，合生姜以散火，甘草润肺泻心。运气交赖其配合气味之妙如此。凡水火不调等证，有不立愈者哉？初之气加茯、半利水和脾，紫苏补中益气。二之气加白薇之苦咸，以治寒热。元参之苦寒，以泄浮火。三之气燥热相合，故去萸肉之酸收，远志之苦泄，白术之香燥，加丹参生血和营，佐车前益肾导火。四之气加枣仁入心以育神，车前入肾以治痿。五气、终气皆不用加减。成法可稽，而无不可见活法之妙也。

陈无择《三因方》静顺汤

此以辰戌十年，太阳司天，太阴在泉，寒湿之气见于气交，而民病焉。故宜以此方治之。

---

① 本方：《三因方》作“去远志、白术”。

附子片炮　干姜炮　茯苓　牛膝　甘草　防风　诃子　木瓜

初之气，少阳加临厥阴，本方去附子，加枸杞。

二之气，阳明加临少阴，本方仍加附子①。

三之气，太阳加临少阳，本方去姜、附、木瓜，加人参、地榆、枸杞、白芷②。

四之气，厥阴加临太阴，本方加石榴皮。

五之气，少阴加临阳明，依本方。

终之气，太阴加临太阳，本方去牛膝，加当归、白芍药、阿胶。

缪问解此方曰：太阳司天之岁，寒临太虚，阳气不令，正民病寒湿之会也。君附子，以温太阳之经。臣炮姜，以煦太阴之阳。茯苓、牛膝，导附子专达下焦。甘草、防风，引炮姜上行脾土。复以诃子酸能醒胃，木瓜酸可入脾，且赖敛摄肺金，恐辛热之僭上而无制也。防风、附子，皆通行十二经，合用之，而表里寒湿均除矣。初之气风火交煽，故去附子之辛热，且加枸杞以养阴。二之气大凉反至，故仍加附子以御寒也。三之气病寒反热，不宜酸温益火，故去姜、附、木瓜。热伤气，加人参以助气；热伤血，加地榆以凉血。再以枸杞养营益阴，白芷消散外疡。四之气风湿交争，加石榴皮甘酸温涩，且治筋骨腰脚

① 附子：《三因方》作“附子枸杞”。

② 白芷：《三因方》作“白芷生姜”。

挛痛，并主注下赤白。五之气无有他害，故依正方。终之气一阳内伏，津液为伤，故去牛膝破血之品，而加归、芍入肝以致津，阿胶入肾以致液焉。

附：内经遗篇病释小引①

《素问》不见“疫”字，以《刺法》《本病》二篇之遗也。《六元正纪》初、终之气有病温厉者，固即《内经》之论疫。然“疫”之一字，则独见于《刺法》《本病论》中。自二篇之遗，而“疫”字遂不见于《内经》。后人之不识何病是疫，且竞以温热病为疫者，盖即因此二篇之遗故耳。

余于运气之病既逐篇尽释之，而以此二篇所论五疫之大小相似，正与《六元纪》之“远近咸若”互相发明，真是论疫之原，不可不并为之释意。固不仅为天地五星呆诠升降，故不为之表，而但论而存之，以贻世之欲明疫病非温热，即可以知温热之治必当求诸仲景伤寒之论。是则余所望于后之君子矣。

---

① 小引：原无，据山左本补。

内经遗篇[①]病释一卷

《刺法》《本病》 二篇

此二篇皆言疫疠之由，与《六元正纪》五郁证相表里也。

巳亥年 火金二郁证

民病伏阳，内生烦热，心神惊悸，寒热间作。久郁暴热，化作温疠火疫[②]，皆烦而燥渴，渴甚。治之以泄之，可止。

此巳亥继辰戌之后，厥阴当正太阳之位以司天，其间气少阴君火居辰戌之泉右者，必先升巳亥之天左，然后司天厥阴得以迁正。而火所畏者，天蓬水星也，胜之则升而不前。凡丑、卯、巳、未、酉、亥六支皆属阴年，即皆不及。巳亥以不及之支，厥阴未及迁正，其升天左之君火本未当位，而又遇辛巳、辛亥年干中运，并以水胜少阴之火，故巳亥支中独于二辛水干，每见火郁之证也。

民皆昏倦，夜卧不安，咽干引饮，懊热内烦，久而掉

① 内经遗篇：又称《素问遗篇》，即《素问·刺法论》《素问·本病论》两篇。因疑为唐宋之际人伪作，未列入《素问》正本中，故称“遗篇”。

② 久郁暴热，化作温疠火疫：道藏本作“日久成郁，即暴热乃至，赤风肿翳，化疫，温疠暖作，赤气彰而化火疫。”

眩，手足直而不仁，两胁作痛，满目忙忙①。

此巳亥继辰戌之后，厥阴当正太阳之位以司天，其间气阳明燥金居辰戌之天右者，必先降巳亥之泉左，然后司天厥阴得以迁正。而金所畏者，地彤火星也，胜之则降而不入。凡子、寅、辰、午、申、戌六支，皆属阳年，即皆有余。上阳支辰戌司天，太阳以有余而不退位，则天右阳明本未当位，而又遇癸巳、癸亥年干中运，并以火胜阳明之金，故巳亥支中独于二癸火干，每见金郁之证也。

巳亥年，太阳不退位②，则厥阴不迁正③。

民病原阙。按：是年经文原阙"民病"，而以上年太阳未即退位之义推之，当即可以"巳亥初气，民病寒于右之下"一语补之。又，病喜怒，目系转，转筋，淋溲④，小便赤。按：前病是因不退位，后病是因不迁正。下放此。

此以巳亥之年，犹行辰戌之令，寒气布天，风化不行也。

子午年　土水二郁证

民病风厥涎潮，偏痹不随，胀满，久而伏郁化疫，夭

---

① 忙忙：即"𥆨𥆨"，视物不清貌。

② 不退位：指上一年司天之气太过，至本年尚未退居到间气之位，继续布施政令，以致于本岁气候变化仍有上一年岁气特点。

③ 不迁正：指上一年的司天左间气，不能迁升为本年司天之气；上一年在泉左间气，不能迁升为本年在泉之气，皆因上一年司天之气太过所致。正，指司天、在泉的位置。

④ 病喜怒，目系转，转筋，淋溲：道藏本作"病淋溲，目系转，转筋，喜怒"。

亡，脸支府黄疸满闭①。

此子午继巳亥之后，少阴当正厥阴之位以司天。其间气太阴湿土居巳亥之泉右者，必先升子午之天左，然后司天少阴得以迁正。而土所畏者，天冲木星也。胜之则升而不前，凡他子午支火、土、金、水运，太阴土均无所畏。而惟壬子、壬午木运之年，刚木干，太过之气先天而至，中运之木随之胜土，而巳亥泉右之土斯郁。故子午支中独于二壬木干，每见土郁之证也。

民病大厥，四支重怠，阴痿少力。

此子午继巳亥之后，少阴当正厥阴之位以司天，其间气太阳寒水居巳亥之天右者，必先降子午之泉左，然后司天少阴得以迁正。而水所畏者，地阜土星也，胜之则降而不入。凡他子午支木、火、金、水之运，太阳水均无所畏，而惟甲子、甲午土运之年，刚土干，太过之气先天而至，中运之土随之胜水，巳亥天右之水斯郁。故子午支中独于二甲土干，每见水郁之证也。

子午年，厥阴不退位，则少阴不迁正。

民病温疫，疵废风生，皆支节痛，头目痛，伏热内烦，咽喉干引饮。

又，病寒热，四支烦痛，腰脊强直。

此以子午之年犹行巳亥之令，热化不行，风反为灾也。

---

① 脸支府黄疸满闭：脸部、四肢黄疸，六腑胀满、闭塞。支，同“肢”。

丑未年　火木二郁证

民病伏阳在内，烦热生中，心神惊骇，寒热间争。久郁而化，伏热内烦，痹而生厥，甚则血溢。

此丑未继子午之后，太阴当正少阴之位以司天，其间气少阳相火居子午之泉右者，必先升丑未之天左，然后司天太阴得以迁正。而火所畏者，天蓬水星也，胜之则升而不前。凡丑、卯、巳、未、酉、亥六支，皆属阴年，即皆不及。丑未以不及之支，太阴未及迁正，其应升天左之少阳本未当位，而又遇辛丑、辛未年干中运，并以水胜少阳之火，故丑未支中独于二辛水干，每见火郁之证也。

民皆风燥相伏，惧清伤藏。

此丑未继子午之后，太阴当正少阴之位以司天，其间气厥阴风木居子午之天右者，必先降丑未之泉左，然后司天太阴得以迁正。而木所畏者，地晶金星也，胜之则降而不入。凡子、寅、辰、午、申、戌六支皆属阳年，即皆有余。上阳支子午司天，少阴以有余而不退位，则右间厥阴本未当位，而又遇乙丑、乙未年干中运，并以金胜厥阴之木，故丑未支中独于二乙金干，每见木郁之证也。

丑未年，少阴不退位，则太阴不迁正。

民病膈热，咽干，血溢，惊骇，小便赤涩，丹瘤，瘮①，疮疡留毒。

---

① 瘮（zhěn 疹）：音义同“疹”。

又，病手足支节肿满，大腹水肿，填臆不食，飧泄，胁满，四支不举。

此以丑未之年犹行子午之令，雨化不行，热气尚治也。

寅申年　金火二郁证

民病上热，喘嗽，血溢。久郁而化，胁满悲伤，寒，鼽嚏，嗌干，手拆①，皮肤燥。

此以寅申继丑未之后，少阳当正太阴之位以司天，其间气阳明燥金居丑未之泉右者，必先升寅申之天左，然后司天少阳得以迁正。而金所畏者，天英火星也，胜之则升而不前。凡他寅申支木、土、金、水之运，阳明金均无所畏，而惟戊寅、戊申火运之年，刚火干，太过之气先天而至，中运之火随之胜金，丑未泉右之金斯郁。故寅申支中独于二戊火干，每见金郁之证也。

民病面赤心烦，头痛目眩，温病欲作②。

此以寅申继丑未之后，少阳当正太阴之位以司天，其间气少阴君火居丑未之天右者，必先降寅申之泉左，然后司天少阳得以迁正。而火所畏者，地元水星也，胜之则降而不入。凡他寅申支木、火、土、金之运，少阴火均无所畏，而惟丙寅、丙申水运之年，刚水干，太过之气先天而

---

① 拆：裂开。

② 头痛目眩，温病欲作：道藏本作“头痛目眩也，赤气彰而热病欲作也。”

至，中运之水随之胜火，丑未天右之火斯郁。故寅申支中独于二丙水干，每见火郁之证也。

寅申年，太阴不退位，则少阳不迁正。

民病四支少力，食饮不下，足胫寒，阴痿闭塞，失溺，小便数，泄注淋漓[①]。又，病痎疟，骨热，心悸惊骇，甚时血溢。

此以寅申之年犹行丑未之令，火气不行，湿仍布天也。

卯酉年　水土二郁证

民病注下，食不及化，久而成郁，厥逆而哕，热生于内，气痹于外，足胫酸冷[②]，反生心悸懊热，暴烦复厥。

此以卯酉继寅申之后，阳明当正少阳之位以司天，其间气太阳寒水居寅申之泉右者，必先升卯酉之天左，然后司天阳明得以迁正。而水所畏者，天芮土星也，胜之则升而不前。凡丑、卯、巳、未、酉、亥六支，皆属阴年，即皆不及。卯酉以不及之支，阳明未及迁正，其应升天左之太阳本未当位，而又遇己卯、己酉年干中运，并以土胜太阳之水，故卯酉支中独于二己土干，每见水郁之证也。

民病四支不举，昏眩，支节痛，腹满填臆。

---

① 四支少力，食饮不下，足胫寒，阴痿闭塞，失溺，小便数，泄注淋漓：道藏本作“四支少力，食饮不下，泄注淋漓，足胫寒，阴痿闭塞，失溺，小便数”。

② 冷：道藏本作“疼”。

此以卯酉继寅申之后，阳明当正少阳之位以司天，其间气太阴湿土居寅申之天右者，必先降卯酉之泉左，然后司天阳明得以迁正。而土所畏者，地苍木星也，胜之则降而不入。凡子、寅、辰、午、申、戌六支，皆属阳年，即皆有余。上阳支寅申司天，少阳以有余而不退位，则右间厥阴本未当位，而又遇丁卯、丁酉年干中运，并以木胜太阴之土，故卯酉支中独于二丁木干，每见土郁之证也。

卯酉年，少阳不退位，则阳明不迁正。

民病少气，寒热更作，便血，上热，小腹坚满，小便赤沃，甚则血溢。又，病寒热鼽嚏，皮毛折，爪甲枯焦，甚则喘嗽息高，悲伤不乐。

此以卯酉之年犹行寅申之令，火尚布天，金化不行也。

辰戌年　木火二郁证

民病温疫早发，咽嗌干，四支满，支节皆痛，郁久而发卒中偏痹，手足不仁。

此以辰戌继卯酉之后，太阳当正阳明之位以司天，其间气厥阴风木居卯酉之泉右者，必先升辰戌之天左，然后司天太阳得以迁正。而木所畏者，天柱金星也，胜之则升而不前。凡他辰戌支木、火、土、水之运，太阳水均无所畏，而惟庚辰、庚戌金运之年，刚金干，太过之气先天而至，中运之金随之胜木，卯酉泉右之木斯郁。故辰戌支中独于二庚金干，每见木郁之证也。

民病面赤心烦，头痛目眩，热病欲作。

此以辰戌继卯酉之后，太阳当正阳明之位以司天，其间气少阳相火居卯酉之天右者，必先降辰戌之泉左，然后司天太阳得以迁正。而火所畏者，地元水星也，胜之则降而不入。凡他辰戌支木、火、土、金之运，少阳火均无所畏。而惟丙辰、丙戌水运之年，刚水干，太过之气先天而至，中运之水随之胜火，卯酉天右之火斯郁。故辰戌支中独于二丙水干，每见火郁之证也。

辰戌年，阳明不退位，则太阳不迁正。

民病呕吐，暴注，食饮不下，大便干燥，四支不举，目瞑掉眩。又，病温疠，喉闭，嗌干，烦躁而渴，喘息有音。

此以辰戌之年犹行卯酉之令，燥尚布天，寒化不行也。

按：此则《内经》遗篇所言疫疠者，方是后世所谓瘟疫之病。特因古无“瘟”字，概作“温”字，故误以温热病为即瘟疫耳。

巳亥阴年，火欲升，而天蓬之水抑之。当刺包络之荥劳宫穴。

巳亥阴年，金欲降，而地彤之火窒之。当刺心包络之所出中冲穴、手少阳之所入天井穴。

子午阳年，土欲升，而天冲之木抑之。当刺足太阴之俞太白穴。

子午阳年，水欲降，而地阜之土窒之。当刺足太阴之所出隐白穴、足阳明之所入三里穴。

丑未阴年，火欲升，而天蓬之水抑之。当刺包络之荥劳宫穴。

丑未阴年，木欲降，而地晶之金窒之。当刺手太阴之所出少商穴、手阳明之所入曲池穴。

寅申阳年，金欲升，而天英之火抑之。当刺手太阴之经经渠穴，先左后右。

寅申阳年，火欲降，而地元之水窒之。当刺足少阴之所出涌泉穴、足太阳之所入委中穴，先左后右。

卯酉阴年，水欲升，而天芮之土抑之。当刺足少阴之合阴谷穴，先左后右。

卯酉阴年，土欲降，而地苍之木窒之。当刺足厥阴之所出大敦穴、足少阳之所入阳陵泉穴。

辰戌阳年，木欲升，而天柱之金抑之。当刺足厥阴之井大敦穴。

辰戌阳年，火欲降，而地元之水窒之。当刺足少阴之所出涌泉穴、足太阳之所入委中穴。

凡天气之病曰“疫”，地气之病曰“疠”。“疫”以气言，“疠”以形言也。

凡治升之法，木郁治木，金郁治金，治其本经是也。

凡治降之法，当折其所胜，如木郁治金，金郁治火是也。

凡经言刺法宜在何经，即可为药食之准，故并载之。

木疫解

壬与丁合为木运，上壬则下丁。壬午、壬子，刚木之年，少阴主政，其在泉则阳明。丁酉、丁卯，柔木也，中运天冲木星抑其上年，地右湿土不得升为本年之天左。湿土不升，则上年司天之厥阴不退位，而本年司天之少阴亦不得迁正。在下丁木之柔，不得上合壬木之刚，而反以辛水之司天临丁木之在泉，则上辛下丁不和。木运虚，金胜木，火又复金，不独壬失守，丁亦失守，后三年化成木疫。甚则甲申、甲寅，微则乙酉、乙卯，木疫至矣。若更遇上年在泉之丙申、丙寅不退位，则丁酉、丁卯柔木之化不正于下，有壬无丁，刚干孤立，亦为金胜火复，三年后必作木疠。

火疫解

戊与癸合为火运，上戊则下癸。戊申、戊寅，刚火之年，少阳主政，其在泉则厥阴。癸亥、癸巳，柔火也，中运天英火星抑其上年，地右燥金不得升为本年之天左。燥金不升，则上年司天之太阴不退位，而本年司天之少阳亦未得迁正。在下癸火之柔不得上合戊火之刚，而反以丁木之司天临癸火之在泉，则上丁下癸不和。火运虚，水胜火，土又复水。不独戊失守，癸亦失守，后三年化成火疫。甚则庚戌、庚辰，微则辛亥、辛巳，火疫至矣。若更遇上年在泉之壬戌、壬辰不退位，则癸亥、癸巳柔火之化不正于下，有戊无癸，刚干孤立，亦为水胜土复，三年后必作火疠。

土疫解

甲与己合为土运，上甲则下己。甲子、甲午，刚土之年，少阴主政，其在泉则阳明。己卯、己酉，柔土也。中运地阜土星抑其上年，天右寒水不得升①为本年之地左。寒水不降，则上年司天之厥阴不退位，而本年司天之少阴亦未得迁正。在下己土之柔不得上合甲土之刚，而反以癸火之司天临己土之在泉，则上癸下己不和。土运虚，木胜土，金又复木。不独甲失守，己亦失守，后三年化成土疫。甚则丙寅、丙申，微则丁卯、丁酉，土疫至矣。若更遇上年在泉之戊寅、戊申不退位，则己卯、己酉柔土之化不正于下，有甲无己，刚干孤立，亦为木胜金复，三年后必作土疠。

金疫解

庚与乙合为金运，上庚则下乙。庚辰、庚戌，刚金之年，太阳主政，其在泉则太阴。乙未、乙丑，柔金也。中运天柱金星抑其上年，地右风木不得升为本年之天左。风木不升，则上年司天之阳明不退位，而本年司天之太阳亦未得迁正。在下乙金之柔不得上合庚金之刚，而反以己土之司天临乙金之在泉，则上己下乙不和。金运虚，火胜

① 升：诸本同。疑“降”之误。

金，水又复火。不独庚失守，乙亦失守，后三年化成金疫。甚则壬午、壬子，微则癸未、癸丑，金疫至矣。若更遇上年在泉之甲午、甲子不退位，则乙未、乙丑柔金之化不正于下，有庚无乙，刚干孤立，亦为火胜水复，三年后必作金疠。

水疫解

丙与辛合为水运，上丙则下辛。丙寅、丙申，刚水之年，少阳主政，其在泉则厥阴。辛巳、辛亥，柔水也。中运地元水星抑其上年，天右君火不得降为本年之地左。君火不降，则上年司天之太阴不退位，而本年司天之少阳亦未得迁正。在下辛水之柔不得上合丙水之刚，而反以乙金之司天临辛水之在泉，则上乙下辛不和。水运虚，土胜水，木又复土。不独丙失守，辛亦失守，后三年化成水疫。甚则戊辰、戊戌，微则己巳、己亥，水疫至矣。若更遇上年在泉之庚辰、庚戌不退位，则辛巳、辛亥柔水之化不正于下，有丙无辛，刚干孤立，亦为土胜木复，三年后必作水疠。

按：《内经·素问》为篇八十有一，原有《刺法论》《本病论》二篇，在《六元正纪》篇后。《新校正》谓此二篇亡在王氏之前，故林亿等所见全元起本亦无之，则此二篇之散佚固已久矣。惟宋元符时刘温舒①，谓《素问》运气为治病之要，而以答问纷糅，文辞古奥，

① 刘温舒：北宋医家，撰有《素问入式运气论奥》，后附《黄帝内经素问》遗篇一卷，即《素问·刺法论》《素问·本病论》。

读者难知。因为论三十篇上于朝，末附《刺法》《本病论》，题曰《黄帝内经素问遗篇》，其篇虽未入正本，而犹在今《道藏》中。明马仲化①谓不知何代为人窃出，私传不转。赖有此私传者，而尚得别存乎。至吴鹤皋②，又不解此篇本是论疫，本不是论寻常温热，遂目以为诞而毁弃之。然考此二篇所言阴阳上下、逐年升降、民病所由，正与运气七篇大有准对，必非后人所能假托。余于同治乙丙间亦曾为之释，今特附刊于《病释》七篇之后，以明欲辨瘟疫者，亦甚赖有此二篇也。

甲申春正月江左下工录毕并记

① 马仲化：马莳，字仲化，号玄台子，明代会稽（今浙江省绍兴县）人，著有《黄帝内经素问注证发微》《黄帝内经灵枢注证发微》等书。

② 吴鹤皋：吴崑，字鹤皋，明代徽州（今安徽省歙县）人，著有《黄帝内经素问吴注》。

内经运气表一卷

内经运气表

运气之学，非图不明。前人注《内经》者，每于义难晓处，间辅以图。宋·刘温舒《素问入式运气论奥》为图二十有九。明·张介宾分经为类，谓之《类经》，为图四十有八，附以论说，致为详赡①。惟图说愈夥②，卒业愈难，且有不能图而宜于表者。余故易图为表，但期于民病之因乎气交，及气交之所以为治，便于检查而止。故不取多焉，作十三表。

五气经天表第一

《素问③·五运行大论》引《太始天元册》文，五气之经天，以著五行之合化。盖谓上有五色之分，下临十干之地，而合十化五，以各司其年者，即此合化之五行，非泛论五行之本气。不达乎此，则知甲乙之为木，而不知其为土与金；知丙丁之为火，而不知其为水与木；知壬癸之为水，而不知其为木与火；知戊与辛之为土为金，而不知

---

① 详赡：详细、充分。赡，足够、充裕。

② 夥：盛多。

③ 素问：原作“内经”，据《素问》篇目改。

其为火与水。况十干之分阴分阳者，且逐年而递嬗耶？故欲明五行之为运，必先推五运之所自焉。

黅①天之气	素天之气	元天②之气	苍天之气	丹天之气
经于心尾己分	经于亢氐昴毕	经于张翼娄胃	经于危室柳鬼	经于牛女戊分
黅天之色黄	素天之色白	玄天之色黑	苍天之色青	丹天之色赤
其气土	其气金	其气水	其气木	其气火
心尾在甲度	亢氐在乙度	张翼在丙度	危室在壬度	牛女在癸度
而经中土己分	而经昴毕庚度	而经娄胃辛度	而经柳鬼丁度	而经中土戊分
故甲己合而化土	故乙庚合而化金	故丙辛合而化水	故丁壬合而化木	故戊癸合而化火
甲，阳土也	乙，阴金也	丙，阳水也	丁，阴木也	戊，阳火也
己，阴土也	庚，阳金也	辛，阴水也	壬，阳木也	癸，阴火也
其在五音	其在五音	其在五音	其在五音	其在五音
则为太宫少宫也	则为少商太商也	则为太羽少羽也	则为少角太角也	则为太徵少徵也

五行化为六气表第二

五行，木、火、土、金、水也。六气，风、热、湿、火、燥、寒，为六经之本气也。天之五气加临地之五行。五气在天，暑分火、热而为六；五行在地，火分君、相亦为六。人在气交之中，不能离此六气。气得其常，谓之经气；有变眚③则为病。风、湿、燥、寒，各居其一，而惟

① 黅（jīn 今）：黄色。土气也。

② 元天：即“玄天”。元，为避康熙帝讳而改。

③ 眚（shěng 省）：灾异。

火有二，故病亦因火者多，此人身不可有之火，即人身不可无之火也。然不可无之火不病也，火而变为病人之火，则所以治此火者，自有道矣。苟不言六经之本气，而但言手足之六经，几何不以病始太阳者，谓其病独在于膀胱、小肠乎？经曰：治病必求于本。此之谓也。而与《灵枢·经脉》《经别》《经水》三篇有不同也。

木	火	土	火	金	水
为风气	为暑气又为热	为湿气	为火气	为燥气	为寒气
厥阴风木应之	少阴君火应之	太阴湿土应之	少阳相火应之	阳明燥金应之	太阳寒水应之
入通于肝、包络	入通于心	入通于脾	入通于胆、三焦	入通于肺、胃、大肠	入通于肾、膀胱、小肠

五运合五音①太少相生表第三

凡数以少羽为一，少徵为二，少角为三，少商为四，少宫为五，太羽为六，太徵为七，太角为八，太商为九，此五音太少之原也。而以之论五行之化运，则以宫、商、羽、角、徵为次，如土为宫，金为商，水为羽、木为角，火为徵是也。以之论五运之阴阳，则以角、徵、宫、商、羽为次，如阳木为太角，阴木为少角；阳火为太徵，阴火为少徵；阳土为太宫，阴土为少宫；阳金为太商，阴金为少商；阳水为太羽，阴水为少羽是也。以之论五行之中

① 五音：原作“五行”，据目录改。

运，则亦以宫、商、羽、角、徵为次，如甲己土之皆为宫，乙庚金之皆为商，丙辛水之皆为羽，丁壬木之皆为角，戊癸火之皆为徵是也。以之论年年不动之主运，则亦以角、徵、宫、商、羽为次，如阳年太角为初运，少徵为二运，太宫为三运，少商为四运，太羽为终运。阴年少角为初运，太徵为二运，少宫为三运，太商为四运，少羽为终运是也。以之论逐年加临之客运，则即以当年之中运为初运，而仍以主运之太、少为次，如初运太角，二运少徵，三运太宫，四运少商，终运太羽。又如初运太徵，二运少宫，三运太商，四运少羽，终运则不为太角而为少角者是也。此五运司年，及初、终五步主客之大概也。

六甲	六乙	六丙	六丁	六戊	六己	六庚	六辛	六壬	六癸
阳土	阴金	阳水	阴木	阳火	阴土	阳金	阴水	阳木	阴火
以甲 太宫	以乙 少商	以丙 太羽	以丁 少角	以戊 太徵	以己 少宫	以庚 太商	以辛 少羽	以壬 太角	以癸 少徵
生乙 少商	生丙 太羽	生丁 少角	生戊 太徵	生己 少宫	生庚 太商	生辛 少羽	生壬 太角	生癸 少徵	又生 甲太宫

司天在泉左右间气表第四

六气者，厥阴风木、少阴君火、太阴湿土、少阳相火、阳明燥金、太阳寒水之气也。司天在上，在泉在下。岁半以上司天主之，岁半以下在泉主之。六年而一周遍，实三年而一环转。故于六年见风火，而三年又见火风。于六年见火燥，而三年又见燥火。于六年见湿寒，而三年又见寒湿。遂以成风、热、湿、火、燥、寒之六气焉。间气者，左右之道路。天左间居地右之上，天右间居地左之上。泉左间居天右之下，泉右间居天左之下，而初、终六气随之。故《六元正纪》曰：厥阴之政，初气阳明为右之下，四气少阴为左之上也。欲知上下左右之位，而以掌指轮之，则中指尖为司天，根为在泉。食指尖为天左，根为地右。无名指尖为天右，根为地左者，其如示诸斯乎。

厥阴司天 左少阴 右太阳	少阴司天 左太阴 右厥阴	太阴司天 左少阳 右少阴	少阳司天 左阳明 右太阴	阳明司天 左太阳 右少阳	太阳司天 左厥阴 右阳明
少阳在泉 左阳明 右太阴	阳明在泉 左太阳 右少阳	太阳在泉 左厥阴 右阳明	厥阴在泉 左少阴 右太阳	少阴在泉 左太阴 右厥阴	太阴在泉 左少阳 右少阴
是为风、火司巳亥十年	是为火、燥司子午十年	是为湿、寒司丑未十年	是为火、风司寅申十年	是为燥、火司卯酉十年	是为寒、湿司辰戌十年

阴阳五行中运年表第五

六十年之中运，以合化之五行为纪，而以在天之十干分阴阳焉，又以五音之太、少分有余不足焉。经曰：有余而往，不足随之；不足而往，有余从之，而太过、不及分焉。甲、丙、戊、庚、壬，阳年为太过；乙、丁、己、辛、癸，阴年为不及。而太过、不及仍以五行之合化者分焉。土太过曰敦阜，不及曰卑监。金太过曰坚成，不及曰从革。水太过曰漫衍①，不及曰涸流。木太过曰发生，不及曰委和。火太过曰赫曦，不及曰伏明。其于中运之太过

① 漫衍：《素问·五常政大论》作“流衍”。

而得天地之制，不及而得天地之助，则宫为正宫，商为正商，羽为正羽，角为正角，徵为正徵。而曰备化、曰审平、曰敷和、曰升明、曰静顺者，是无过不及，而为平气也。

中运	中运	中运	中运	中运	中运	中运	中运	中运	中运
太宫	少商	太羽	少角	太徵	少宫	太商	少羽	太角	少徵
阳土	阴金	阳水	阴木	阳火	阴土	阳金	阴水	阳木	阴火
甲子 甲戌 甲申 甲午 甲辰 甲寅	乙丑 乙亥 乙酉 乙未 乙巳 乙卯	丙寅 丙子 丙戌 丙申 丙午 丙辰	丁卯 丁丑 丁亥 丁酉 丁未 丁巳	戊辰 戊寅 戊子 戊戌 戊申 戊午	己巳 己卯 己丑 己亥 己酉 己未	庚午 庚辰 庚寅 庚子 庚戌 庚申	辛未 辛巳 辛卯 辛丑 辛亥 辛酉	壬申 壬午 壬辰 壬寅 壬子 壬戌	癸酉 癸未 癸巳 癸卯 癸丑 癸亥

六政六纪上中下年表第六

每年司天主天令，位在上。司地主地化，位在下。而以岁运运行乎其中，故曰中运以司天论之。君火、相火、寒水，常为阳年司天。风木、湿土、燥金，常为阴年司天。而中运之阴阳随之，故但记逐年之司天，即可知逐年之中运焉。逐年司天曰厥少太少阳太①，前人每就地盘定位，以掌指轮之，于四指之根左行亥、子、丑、寅，四指之尖右行巳、午、未、申，而卯、辰上行于寅巳之指，酉戌下行于申亥之指，以定三阴于亥位为厥，子位为少，丑

① 厥少太少阳太：前人为了便于指掌上推算六气，对厥阴、少阴、太阴、少阳、阳明、太阳的简称。

位为太；三阳于寅位为少，卯位为阳，辰位为太。从巳至戌，重见如前。故但以巳亥起厥，四言为诀，而逐年司天之位，一指其掌而了如矣。

厥阴政 巳亥纪	少阴政 子午纪	太阴政 丑未纪	少阳政 寅申纪	阳明政 卯酉纪	太阳政 辰戌纪
丁 巳　亥 上厥阴风木 中少角阴木 下少阳相火	壬 子　午 上少阴君火 中太角阳木 下阳明燥金	丁 丑　未 上太阴湿土 中少角阴木 下太阳寒水	壬 寅　申 上少阳相火 中太角阳木 下厥阴风木	丁 卯　酉 上阳明燥金 中少角阴木 下少阴君火	壬 辰　戌 上太阳寒水 中太角阳木 下太阴湿土
癸 巳　亥 上厥阴风木 中少徵阴火 下少阳相火	戊 子　午 上少阴君火 中太徵阳火 下阳明燥金	癸 丑　未 上太阴湿土 中少徵阴火 下太阳寒水	戊 寅　申 上少阳相火 中太徵阳火 下厥阴风木	癸 卯　酉 上阳明燥金 中少徵阴火 下少阴君火	戊 辰　戌 上太阳寒水 中太徵阳火 下太阴湿土
己 巳　亥 上厥阴风木 中少宫阴土 下少阳相火	甲 子　午 上少阴君火 中太宫阳土 下阳明燥金	己 丑　未 上太阴湿土 中少宫阴土 下太阳寒水	甲 寅　申 上少阳相火 中太宫阳土 下厥阴风木	己 卯　酉 上阳明燥金 中少宫阴土 下少阴君火	甲 辰　戌 上太阳寒水 中太宫阳土 下太阴湿土
乙 巳　亥 上厥阴风木 中少商阴金 下少阳相火	庚 子　午 上少阴君火 中太商阳金 下阳明燥金	乙 丑　未 上太阴湿土 中少商阴金 下太阳寒水	庚 寅　申 上少阳相火 中太商阳金 下厥阴风木	乙 卯　酉 上阳明燥金 中少商阴金 下少阴君火	庚 辰　戌 上太阳寒水 中太商阳金 下太阴湿土
辛 巳　亥 上厥阴风木 中少羽阴水 下少阳相火	丙 子　午 上少阴君火 中太羽阳水 下阳明燥金	辛 丑　未 上太阴湿土 中少羽阴水 下太阳寒水	丙 寅　申 上少阳相火 中太羽阳水 下厥阴风木	辛 卯　酉 上阳明燥金 中少羽阴水 下少阴君火	丙 辰　戌 上太阳寒水 中太羽阳水下 太阴湿土

客气加临主气年表第七

客气以厥、少、太、少、阳、太为步，逐年递迁者也。主气以厥、少、少、太、阳、太为步，常年不动者也。客主之初气，皆始于地左，惟主气常年以厥阴为初气，而客气则以逐年司天之前二位为初气，此客主之所以有加临也。若六步之位而亦以指掌轮之，则中指尖为三气，根为终气，即司天在泉之位也。无名指根为初气，尖为二气，即泉左天右之位也。食指尖为四气，根为五气，即天左泉右之位也。此以初气起地之左间一语为诀，而客主六步皆可推矣。

向之言初终六气者，每以大寒为始，从二分、二至前后析之。惟是疏解《内经》之义，当即证以《内经》之文。考《六元正纪》本篇，帝问六气主时，客气加临之应，而岐伯对以“行有次，止有位，常以正月朔日平旦视之，睹其位而知其所在”，则客主之气皆当以正月之朔为始，而以一年十二月分之为最合。钱塘高士宗世栻①尝言之，是可从也。或以为司天之交替与六气之初终，即以二十四气论之，亦当始于立春，必不始于大寒，则揆诸《六节藏象》篇所云：及②其至也，皆归始春之旨，说亦可从。

① 高士宗世栻：高世栻，清代医学家。字士宗。钱塘（今浙江杭州）人。从师于张志聪。对《内经》加以注解而成《素问直解》一书。

② 及：《素问·六节藏象论》作“求”。

至有谓当从历元①，始于冬至子之半者，则其言似太迂矣。

巳亥年	子午年	丑未年	寅申年	卯酉年	辰戌年
上厥阴 下少阳	上少阴 下阳明	上太阴 下太阳	上少阳 下厥阴	上阳明 下少阴	上太阳 下太阴
初之气 客阳明 主厥阴	初之气 客太阳 主厥阴	初之气 客厥阴 主厥阴	初之气 客少阴 主厥阴	初之气 客太阴 主厥阴	初之气 客少阳 主厥阴
二之气 客太阳 主少阴	二之气 客厥阴 主少阴	二之气 客少阴 主少阴	二之气 客太阴 主少阴	二之气 客少阳 主少阴	二之气 客阳明 主少阴
三之气 客厥阴 主少阳	三之气 客少阴 主少阳	三之气 客太阴 主少阳	三之气 客少阳 主少阳	三之气 客阳明 主少阳	三之气 客太阳 主少阳
四之气 客少阴 主太阴	四之气 客太阴 主太阴	四之气 客少阳 主太阴	四之气 客阳明 主太阴	四之气 客太阳 主太阴	四之气 客厥阴 主太阴
五之气 客太阴 主阳明	五之气 客少阳 主阳明	五之气 客阳明 主阳明	五之气 客太阳 主阳明	五之气 客厥阴 主阳明	五之气 客少阴 主阳明
终之气 客少阳 主太阳	终之气 客阳明 主太阳	终之气 客太阳 主太阳	终之气 客厥阴 主太阳	终之气 客少阴 主太阳	终之气 客太阴 主太阳

① 历元：古代历法以冬至为一岁之始，平朔为一月之始，夜半为一日之始，以平朔冬至同在夜半之一日作为历元，用以推算以后各月的朔望及每年的节气。

五运齐化兼化①表第八

凡阳年以中运五太为太过，阴年以中运五少为不及。其太过也，则为我旺，我旺则胜我者畏我之盛，而反齐其化矣。如太宫土运，胜土之木反齐土化。太商金运，胜金之火反齐金化。太羽水运，胜水之土反齐水化。太角木运，胜木之金反齐木化。太徵火运，胜火之水反齐火化。此即经所谓：畏其旺，反同其化也。其不及，则为我弱，我弱则胜我者乘我之衰而来兼其化矣。如少宫土运，胜土之木来兼土化。少商金运，胜金之火来兼金化。少羽水运，胜水之土来兼水化。少宫土运，胜土之木来兼土化。少角木运，胜木之金来兼木化。少徵火运，胜火之水来兼火化。此即经所谓：乘其弱，来同其化也。齐，谓以我化彼；兼，谓以彼化我也。

宫土运	商金运	羽水运	角木运	徵火运	宫土运	商金运	羽水运	角木运	徵火运
甲太宫	乙少商	丙太羽	丁少角	戊太徵	己少宫	庚太商	辛少羽	壬太角	癸少徵
土齐木化	火兼金化	水齐土化	金兼木化	火齐水化	木兼土化	金齐火化	土兼水化	木齐金化	水兼火化

天符岁会年表第九

天符者，中运与司天相应也，故曰应天为天符。如丁巳年木运，上应风木司天之类。凡十二年。

① 齐化兼化：此二者皆为平气之年的名称。齐化，指中运太过，被司天之气所抑，称为齐化平气。兼化，指中运不及，被司天之气所乘，称为兼化平气。

岁会[①]者，中运与年支相值也，故曰承岁为岁直。如丁卯年木运承木支之类。凡八年。

太乙天符[②]者，运气、天气、岁气三者皆合，故曰三合为治。如戊午年火运火支，又见君火。乙酉年金运金支，又见燥金。己丑、己未年土运土支，又见湿土之类。凡四年。

同天符[③]、同岁会[④]者，中运与在泉符会而分，阳年之太过者为同天符，阴年之不及者为同岁会。如甲辰年，阳土运，太阴在泉。辛丑年，阴水运，太阳在泉之类。各六年。

上天符十二年，岁会八年，太乙天符四年，同天符、同岁会各六年，共为三十六年。惟太乙之四年，已在天符十二年中，岁会之八年，亦有四年在天符中。故《六元正纪》只言二十四岁，盖谓天符十二年，同天符、同岁会亦合十二年，不数太乙之天符及岁会之同于天符者各四年耳。天符为执法，岁会为行令，太乙天符为贵人。病之中

---

① 岁会：岁运与岁支的五行属性同属相合，称为岁会。

② 太乙天符：运气同化名称之一，即是天符，又是岁会，称为太乙天符。《素问·天元纪大论》谓之“三合为治”。即司天之气、岁运之气、岁支之气三者的五行属性相合。

③ 同天符：运气同化名称之一。岁运太过之气与客气在泉之气相合而同化，称为同天符。

④ 同岁会：运气同化名称之一。岁运不及之气与客气在泉之气相合而同化，称为同岁会。

贵人者重，中执法者亦重，中行令者为轻。《六元纪》①曰："知迎知随，气可与期。此之谓也。"

天符	岁会	太乙天符	同天符	同岁会
己丑土运 土司天	甲辰土运 临土支	己丑土运 土司天 又临土支	甲辰土运 土在泉	辛丑水运 水在泉
己未土运 土司天	甲戌土运 临土支	己未土运 土司天 又临土支	甲戌土运 土在泉	辛未水运 水在泉
乙卯金运 金司天	己丑土运 临土支	乙酉金运 金司天 又临金支	庚子金运 金在泉	癸卯火运 火在泉
乙酉金运 金司天	己未土运 临土支	戊午火运 火司天 又临火支	庚午金运 金在泉	癸酉火运 火在泉
丙辰水运 水司天	乙酉金运 临金支			癸巳火运 火在泉
丙戌水运 水司天	丙子水运 临水支			癸亥火运 火在泉
丁巳木运 木司天	丁卯木运 临木支			
丁亥木运 木司天	戊午火运 临火支			
戊子火运 火司天				
戊午火运 火司天				
戊寅火运 火司天				
戊申火运 火司天				

① 六元纪：据《素问》篇名，应作《六元正纪》。

运气中上顺逆年表第十

《五运行大论》曰："气有相得者，有不相得者"①。其相得则为顺化②，如木临火运，火临土运，土临金运，金临水运，水临木运，司天生运也。六十年中，有此十二年之顺化。不相得则为天刑③，如木临土运，土临水运，水临火运，火临金运，金临木运，是司天克运也。六十年中，有此十二年之天刑。其有气虽相得，而以母居子下，谓之小逆，如火运遇土，木运遇火，水运遇木，金运遇水，土运遇金，是运生司天也。六十年中，有此十二年之小逆。其有气本不相得，而又子居父上，谓之不和，如木运遇土，火运遇金，土运遇水，金运遇木，水运遇火，是运克司天也。六十年中，有此十二年之不和。若夫中运与司天同行，则为平气，如巳亥之丁年，丑未之己年，卯酉之乙年，辰戌之丙年，子午、寅申之戊年。此即应天曰天符之十二年，而六十年之为运周矣。

---

① 气有相得者，有不相得者：《素问·五运行大论》作："气相得则和，不相得则病。"

② 顺化：顺从生化之义。运气异化类型之一，指司天生中运也。如木临火运，木生火；火临土运，火生土等。六十年中有顺化十二年。

③ 天刑：天加刑罚之义。运气异化类型之一，指司天克罚中运也。如木临土运，土临水运，水临火运等。六十年中有天刑十二年。

巳亥十年	子午十年	丑未十年	寅申十年	卯酉十年	辰戌十年
乙 巳　亥 不和 金克上木	甲 子　午 顺化 火生中土	乙 丑　未 顺化 土生中金	甲 寅　申 顺化 火生中土	乙 卯　酉 平气 中上皆金	甲 辰　戌 不和 土克上水
丁 巳　亥 平气 中上皆木	丙 子　午 不和 水克上火	丁 丑　未 不和 木克上土	丙 寅　申 不和 水克上火	丁 卯　酉 天刑 金克中木	丙 辰　戌 平气 中上皆水
己 巳　亥 天刑 木克中土	戊 子　午 平气 中上皆火	己 丑　未 平气 中上皆土	戊 寅　申 平气 中上皆火	己 卯　酉 小逆 土生上金	戊 辰　戌 天刑 水克中火
辛 巳　亥 小逆 水生上木	庚 子　午 天刑 火克中金	辛 丑　未 天刑 土克中水	庚 寅　申 天刑 火克中金	辛 卯　酉 顺化 金生中水	庚 辰　戌 小逆 金生上水
癸 巳　亥 顺化 木生中火	壬 子　午 小逆 木生上火	癸 丑　未 小逆 火生上土	壬 寅　申 小逆 木生上火	癸 卯　酉 不和 火克上金	壬 辰　戌 顺化 水生中木

六元本标中气治法表第十一

经以火、燥、寒、风、热、湿六元为本，以少、阳、太、厥、少、太六经为标，以脏腑表里之互相为络见于本标之中者为中气。故火为少阳本气，而少阳为气之标。燥为阳明本气，而阳明为气之标。寒为太阳本气，而太阳为气之标。风为厥阴本气，而厥阴为气之标。热为少阴本气，而少阴为气之标。湿为太阴本气，而太阴为气之标。本者，六元也。标者，六经也。六元为六经之本始，六经即六元所标著。经恐人即以标为本，失其治要，故不曰“标之气”，而曰“气之标”。明乎治之所重在气之本始，不在气所标著也。前人另求“标气”，转谓经未明言“标”义。若以原文“气之标也”之“也”字，一作“耳”字解，则尽得之矣。至于中气之治，独在阳明与厥阴两经者，熟玩经文，当于火湿之分，别有理会也。

少阳	阳明	太阳	厥阴	少阴	太阴
火本	燥本	寒本	风本	热本	湿本
厥阴中	太阴中	少阴中	少阳中	太阳中	阳明中
少阳标	阳明标	太阳标	厥阴标	少阴标	太阴标
本标同	本标中气皆不同	本标不同	本标中气皆不同	本标不同	本标同
治从本	治从中	或治本或治标	治从中	或治本或治标	治从本

五行胜复表第十二

谚云：木、火、土、金、水，五行周而复始，互相生。金、水、木、火、土，五贼周而复始，互相克。一若五行之只可有生，不可有克者。然而非克不生，《经》所以言“亢害承制，制则生化也”。夫欲知五行之生克，必先明五脏之子母。如肾为肝母，心为肝子；肝为心母，脾为心子；心为脾母，肺为脾子；脾为肺母，肾为肺子；肺为肾母，肝为肾子。己不务德，而侮其所胜，则所胜之子来复母仇。所胜妄行，则己受其侮，而所生之子亦往复之。此太过、不及之所以皆有胜而有复也。因两存之，为实则泻子之治，并附以子失母荫亦来复者，兼以明虚则补母之义焉。

木太过则 土受克	火太过则 金受克	土太过则 水受克	金太过则 木受克	水太过则 火受克
土之子， 金来复	金之子， 水来复	水之子， 木来复	木之子， 火来复	火之子， 土来复
木不及则金亢 木之子 火 以热气复之	火不及则水亢 火之子 土 以湿气复之	土不及则木亢 土之子 金 以燥气复之	金不及则火亢 金之子 水 以寒气复之	水不及则土亢 水之子 木 以风气复之
木不及则不生火 火失荫，亦来复	火不及则不生土 土失荫，亦来复	土不及则不生金 金失荫，亦来复	金不及则不生水 水失荫，亦来复	水不及则不生木 木失荫，亦来复

司天在泉胜复补泻合表第十三

人谓《素问》为无方之书，余谓《素问》即有方之始。运气七篇不名一药，而六味之酸、苦、辛、甘、咸、淡，四气之寒、热、温、凉，取以入各脏而分补泻者，皆药也，即皆方也。后人所赖以知何味何气治何等病者，盖即此无方之书也。乃至今日而人皆曰“此是古书，不治今病”。于是而今人之所谓“补”，非即古人所谓“补”矣。今人之所谓“泻”，非即古人所谓“泻”矣。古有以温补凉泻、热补寒泻者，即有以凉补温泻、寒补热泻者。其于味也亦然。岂是见寒即为泻，见温即为补乎？亦岂见甘即为补，见苦即为泻乎？今之以“苦寒伐胃，甘寒益肾”为辞者，非特于宜泻者不敢泻，且敢于宜补者而反泻之。五脏苦欲之不讲，遂并气味补泻之无别，而曰即可以治病也，余未之敢信焉。今以七篇中胜复之治，汇而辑之，归于易简。而于《六元正纪》自甲子至癸亥，所载药食宜者，及其他之与此略同者不更赘焉，所以避繁复也。

厥阴风化	少阴热化	太阴湿化	少阳火化	阳明燥化	太阳寒化
司天 平以辛凉 佐以苦甘 以甘缓之 酸泻之	司天 平以咸寒 佐以苦甘 以酸收之	司天 平以苦热 佐以酸辛 以苦燥之淡泄之 湿上甚而为热 治以苦温 佐以甘辛 以汗为故而止	司天 平以酸冷 佐以苦甘 以酸收之 苦发之 酸复之	司天 平以苦温 佐以酸辛 以苦下之	司天 平以辛热 佐以甘苦 以咸泻之
清胜 治以酸温 佐以甘苦	寒胜 治以甘温 佐以苦酸辛	热胜 治以苦寒 佐以苦酸	寒胜 治以甘热 佐以苦辛	热胜 治以辛寒 佐以苦甘	热胜 治以咸冷 佐以苦辛
在泉 治以辛凉 佐以苦甘 以甘缓之 辛散之	在泉 治以咸寒 佐以甘苦 以酸收之 苦发之	在泉 治以苦热 佐以酸淡 以苦燥之 淡泄之	在泉 治以咸冷 佐以苦辛 以酸收之 苦发之	在泉 治以苦温 佐以甘辛 以苦下之	在泉 治以甘热 佐以苦辛 以咸泻之 辛润之 苦坚之
清胜 治以酸温 佐以苦甘 以辛平之	寒胜 治以甘热 佐以苦辛 以咸平之	热胜 治以苦冷 佐以咸甘 以苦平之	寒胜 治以甘热 佐以苦辛 以咸平之	热胜 治以平寒 佐以苦甘 以酸平之	热胜 治以咸冷 佐以甘辛 以苦平之
厥阴客 以辛补之 酸泻之 甘缓之	少阴客 以咸补之 甘泻之 酸收之	太阴客 以甘补之 苦泻之 甘缓之	少阳客 以咸补之 甘泻之 咸耎之	阳明客 以酸补之 辛泻之 苦泄之	太阳客 以苦补之 咸泻之 苦坚之 辛润之

木之主 其泻以酸 补以辛	火之主 其泻以甘 补以咸	土之主 其泻以苦 补以甘	火之主 其泻以甘 补以咸	金之主 其泻以辛 补以酸	水之主 其泻以咸 补以苦
厥阴胜 治以甘清 佐以苦辛 以酸泻之	少阴胜 治以辛寒 佐以苦咸 以甘泻之	太阴胜 治以咸热 佐以辛甘 以苦泻之	少阳胜 治以辛寒 佐以甘咸 以甘泻之	阳明胜 治以酸温 佐以辛甘 以苦泄之	太阳胜 治以甘热 佐以辛酸 以咸泻之
厥阴复 治以酸寒 佐以甘辛 以酸泻之 甘缓之	少阴复 治以咸寒 佐以苦辛 以甘泻之 以酸收之 辛苦发之 咸耎之	太阴复 治以苦热 佐以酸辛 以苦泻之 燥之泄之	少阳复 治以咸冷 佐以苦辛 以咸耎之 酸收之 辛苦发之	阳明复 治以辛温 佐以苦甘 以苦泄之 下之 酸补之	太阳复 治以咸热 佐以甘辛 以苦坚之

校注后记

一、成书简介

自王冰将运气七篇大论补入《素问》以降，运气学说始被医家所认识，其盛行于宋代，医家言必称是。然元代马宗素、程德斋之《伤寒钤法》将运气索隐行怪，引入异端，使人不解《内经》大义，遂继之以不信。清末之时，西学东进渐盛，医家对运气学说疑惑众多，而临床上又面临温热病肆虐。陆懋修认为，温热病的发生与气候变化关系密切，应该从《内经》运气学说中寻找方法。其慨谓世医家不知“人在气交之中，即因气交而为病，于古如是，于今如是”，故疾呼医者应重视运气，《内经》七篇大论所以不可废也！

陆氏不顾年事已高，撰写《内经运气病释》。鉴于七篇大论重理论与推算，但无方药，他又引入宋代陈无择《三因极一病证方论》中有关诊治运气病证的16首方剂列于卷八、卷九，并摘录清代缪问的方剂解析，使《内经》运气致病的诊治有了比较完整的理法方药。此书编辑历时20年，“藏之箧衍”，反复修改。于清光绪十年（1884）定稿，又命其子陆润庠为此书校正、重加编次，付梓成书。

二、版本简介

因《内经运气病释》乃《世补斋医书》丛书之一，通过查阅《中国中医古籍总目》《中国医籍大辞典》等图书目录，以及到相关的图书馆实地调研，发现《世补斋医书》的版本主要有以下5种。

1.《世补斋医书》清稿本，上海市图书馆馆藏（16册）、甘肃省图书馆馆藏（残卷）。但在上海市图书馆查阅到的16册中，无《内经运气病释》《内经遗篇病释》的稿本。仅有《内经运气表》一卷，手抄稿，字迹极其模糊，且反复涂改难以辨清字形，稿本年份不详。故不作底本或校本。

2.《世补斋医书》清光绪十年（1884）刻本。山东中医药大学图书馆、山东中医药大学文献所、南京图书馆馆藏。全书计三十三卷，即《文集》十六卷、《不谢方》一卷、《伤寒阳明病释》四卷、《内经运气病释》九卷、《内经遗篇病释》一卷、《内经运气表》一卷、《内经难字音义》一卷。版本特征为半页10行，每行23字，花口，单鱼尾，四周单栏；扉页有“谭宗浚署检”字样；《内经运气病释》九卷有“黄自元署检”字样。此为《世补斋医书》初刻本，且内容完整、刻字工整、清晰，刻印时陆懋修尚健在，且经其子陆润庠为此书校正、重加编次，付梓成书。此书为初刻本，故以此本为底本。

3.《世补斋医书》清光绪十二年（1886）山左书局刻本，乃甲申年重印本。山东中医药大学图书馆、山东中医药大学文献所馆藏。书之扉页有“光绪甲申四月校刊”、

"光绪丙戌季秋山左书局重印"牌记，及陆懋修之侄陆崇保的"山左书局重印《世补斋医书》序"；与甲申年初刻本比较，二者的版本特征、方框缺口、字体、卷数和内容均相同。但《内经运气病释》增加了"自序"、《内经遗篇病释》增加了"小引"等。故以此为主校本。

4.《世补斋医书》民国元年（1911）上海江东书局刻本，上海中医药大学图书馆馆藏。内容同甲申本，刻字工整，但纸张极薄，字透纸背，正反字迹相映，清晰度较差，且缺失《内经运气病释》卷一至卷四内容，故以此为参校本。

5.《陆懋修医学全书》中包含《世补斋医书》，1999年中国中医药出版社出版铅印本。其中包含《内经运气病释》九卷、《内经遗篇病释》一卷、《内经运气表》一卷，但校注显得单薄，音义注释少，与《黄帝内经》原文相校少，某些错讹未校注，以此为参校本。

另有《内经运气病释》单行本，民国二十年（1931）上海中医书局出版，铅印本。封面有"上海秦伯未重校"字样。上海中医药大学图书馆、南京中医药大学图书馆等馆藏。其后附有《内经运气表》一卷。其字体小，有句读，无校正。无此书的底本、校本记述，且甲申本中的诸多讹误之处未见作校正，也以此为参校本。

三、校勘方法

本次校勘工作应用古籍校勘四法，即对校法、他校法、理校法、本校法。其中主要应用他校法。因为从本次校注的版本而言，可供对校的资料极少，而书中又有大量引用《黄帝内经素问》《三因极一病证方论》《司天方论》等著作原文，故需要应用他校法。如引用原文有错讹，有字形相近而误，“昧”作“眛”、“安”作“宁”等；或有原文脱漏、衍倒等。对此均出校记。引用宋代陈无择《三因极一病证方论》的方剂，则多见药名的错讹、药物缺少、增加，本次校注均出校记。

四、对于《内经》运气病证研究的贡献

《内经》提倡医家应“上知天文，下知地理，中知人事”。《素问·六节藏象论》曰：“不知年之所加，气之盛衰，虚实之所起，不可以为工矣！”通晓运气变化对人体生理、病理的影响，乃医家必须具备的基础知识。

自古以来，对《内经》五运六气研究不乏其人，然在运气与病证关系研究中，能影响后世者，则屈指可数。宋代陈无择的《三因极一病证方论》卷五《五运时气民病证治》《六气时行民病证治》篇，提出在不同时气中的民病证治方剂及加减用药。金代刘完素撰《素问玄机原病式》，以运气理论分析《素问》病机十九条，其论注重火热怫郁病机和辨证。此二者确实对运气病证研究有贡献，然二者的研究终非全面涵盖七篇大论中所有病证。清末陆懋修所撰《内经运气病释》《内经遗篇病释》《内经运气表》则是较为全面研究《素问》运气与病证及其证治的专著。今

通过分析其三部书内容，对陆氏于《内经》运气病证研究的贡献作一评价。

1. 首次专论《内经》运气病证

众所周知，《素问》七篇大论内容非常广博，除了运气学说，还广泛涉及其他诸多学科，上至天文，下至地理，中及人体病证。运气中包含五运、六气的基本概念、指导思想，运气所行之纪的气候、物候、病候，运气合化、五运德化政令灾变、运气胜复、郁发、迁退升降，运气为病的治疗、用药原则等。七篇大论洋洋数万字，篇幅几近《素问》的三分之一，且术语繁多、概念难明，使习医者欲披阅其内容，又望而生畏，难以涉足。

陆氏凭借其医儒兼通的特长，又具通览、熟悉七篇内容的独特优势，节取《素问》七篇大论中的运气与疾病关系的内容，并进行归类、注释、阐发，使之成为一部专论运气病证的专著。

2. 删繁就简，归类运气病证

七篇大论中的病证内容繁杂，尤其是在《素问·六元正纪大论》《素问·至真要大论》中，易令人陷于迷茫。陆氏注重删繁就简，以归类的方法将运气引发的症状清晰地凸显出来。如对于《素问·六元正纪大论》中的病证，首先展示六气司天之政气化运行和民病特点，而后从初之气至终之气，逐个显示主气的民病特点，仅述疾病，不涉其他。之后，再论五运太过、五运郁发之民病表现及治则。对于《素问·至真要大论》的病证内容，先分为司天、在泉两大类，每一类再分述其“主胜”“客胜”的症状。如此，仅引数十条原文就清晰、充分地展示六气司天、在泉的病证情况。

3. 注释要言不烦，紧扣运气病机

陆氏的注释简明扼要，以阐释病证机理为主，使医家清晰认识运气对于病证的影响。如对《素问·气交变大论》“岁土太过，雨湿流行，肾水受邪，民病腹痛，清厥，意不乐，体重，烦冤”句，其首先从五运太过的机理注释：“此言六甲阳年，太宫运，土胜水，水受克，水之子木来复也。”而后解释“腹痛，清厥”等症状的病机，他认为：“土邪伤肾，既脾志不舒，而心肾亦不交也。”至于为何出现“甚则肌肉萎，足痿不收，行善瘛，脚下痛”，他分析：“此土邪有余，脾经自病，发为痿痹也。脾司肌肉者也。”为何“饮发，中满食减，四肢不举”？乃“土气太过而水气不行也”。而“腹满，溏泄，肠鸣，下甚”则由于“土盛水衰，水气伏而土气独行也”，以及“此水为土克，而水之子木以风气复之也。木复而土病，始则有余而侮，继则侮反受邪，故土自病而利不止”。对于这一系列的证候，陆氏均运用运气理论进行病机分析，从其寥寥数语的注释中，可见其深谙运气变化方式，诸如太过、不及、乘侮、胜复、郁发、子复母仇等运气术语随手拈来，运用得如鱼得水，又要言不烦。

4. 强调疫疠与运气相关，专释《素问》遗篇

陆氏对《素问》遗篇《本病论》《刺法论》的病证也有独到见解。他发现《素问》不见“疫”字，而《六元正纪》中初之气、终之气皆有“病温厉者”，其病“远近咸若”症状，即是对于疫病特点的描述。但“后人之不识何病是疫，且竟以温热病为疫者”。他认为以此二篇所论五疫，“真是论疫之原”，因此“特附刊于病释七篇之后，以明欲辨瘟疫者，亦甚赖有此二篇也”。故而专立一卷，即《内经遗篇病释》。在此卷中，除了对病证原文进行注释外，又分述木火土金水五疫的推算、运气机理。他特别注重解释瘟疫的发生时间，认为主要见于运与气之间的阴阳刚柔关系失调之时，即上一年的司天之气未退位，而本年中运出现胜气，上下气运的位置相错，气运“失守”，是“天运化易”，气候异常，为瘟疫流行创造了气候条件，此后三年左右可能暴发瘟疫。他批驳某些注家“不解此篇本是论疫，本不是论寻常温热，遂目以为诞而毁弃之”的错误做法。

5. 善用前人成果，补充运气病证治

毋庸置疑，《内经》运气学说中无具体方药。为了呈现给医家运气病证的诊治方法，陆氏在第八、第九卷中，从《三因极一病证方论》中取运气方剂，又摘录清代缪问的《司天方论》对方剂的分析，作为本书的补充。当然，

陆氏本人亦是名家，对运气病证有治疗经验和体会，因此，其并非全文照抄上述二书，而是选择性地摘录。对于二者过于繁杂的论述、典故，则一概不录，并以“按语”表述已见。使《内经运气病释》一书具有简明、实用的风格。

6. 易图为表，简明清晰

注《内经》者皆感慨五运六气推算之复杂、繁琐。宋·刘温舒《素问入式运气论奥》每于义难晓处，间辅以图，希冀图能达意，故为图二十有九。明·张介宾《类经图翼》为图四十有八，致为详赡。然陆氏认为，运气之义仍有“不能图而宜于表者”，以表格的形式简要阐明运气推算，且不宜太多，有助于较好地理解运气之玄妙。故陆氏在《内经运气表》中只作十三表，简明清晰，“但期于民病之因乎气交，及气交之所以为治，便于检查而止”。

综上所述，此三书首次较为全面地展示了《内经》论述的五运六气变化导致人体发生病变的证治，在澄清运气学说的模糊认识、纠正谬误、指导医生正确运用运气理论于临床等方面均具有积极的参考意义。

总书目

伤寒论类方
伤寒论特解
伤寒论集注（徐赤）
伤寒论集注（熊寿试）
伤寒微旨论
伤寒溯源集
订正医圣全集
伤寒启蒙集稿
伤寒尚论辨似
伤寒兼证析义
张卿子伤寒论
金匮要略正义
金匮要略直解
高注金匮要略
伤寒论大方图解
伤寒论辨证广注
伤寒活人指掌图
张仲景金匮要略
伤寒六书纂要辨疑
伤寒六经辨证治法
伤寒类书活人总括
张仲景伤寒原文点精
伤寒活人指掌补注辨疑

诊　法

脉微
玉函经
外诊法
舌鉴辨正
医学辑要
脉义简摩
脉诀汇辨
脉学辑要
脉经直指
脉理正义
脉理存真
脉理宗经
脉镜须知
察病指南
崔真人脉诀
四诊脉鉴大全
删注脉诀规正
图注脉诀辨真
脉诀刊误集解
重订诊家直诀
人元脉影归指图说
脉诀指掌病式图说
脉学注释汇参证治

针灸推拿

针灸节要
针灸全生
针灸逢源
备急灸法
神灸经纶
传悟灵济录
小儿推拿广意
小儿推拿秘诀
太乙神针心法
杨敬斋针灸全书

本　　草

药征

药鉴

药镜

本草汇

本草便

法古录

食品集

上医本草

山居本草

长沙药解

本经经释

本经疏证

本草分经

本草正义

本草汇笺

本草汇纂

本草发明

本草发挥

本草约言

本草求原

本草明览

本草详节

本草洞诠

本草真诠

本草通玄

本草集要

本草辑要

本草纂要

药性提要

药征续编

药性纂要

药品化义

药理近考

食物本草

食鉴本草

炮炙全书

分类草药性

本经序疏要

本经续疏

本草经解要

青囊药性赋

分部本草妙用

本草二十四品

本草经疏辑要

本草乘雅半偈

生草药性备要

芷园臆草题药

类经证治本草

神农本草经赞

神农本经会通

神农本经校注

药性分类主治

艺林汇考饮食篇

本草纲目易知录

汤液本草经雅正

新刊药性要略大全

淑景堂改订注释寒热温平药性赋

用药珍珠囊　珍珠囊补遗药性赋

方　书

医便

卫生编

袖珍方

仁术便览

古方汇精

圣济总录

众妙仙方

李氏医鉴

医方丛话

医方约说

医方便览

乾坤生意

悬袖便方

救急易方

程氏释方

集古良方

摄生总论

摄生秘剖

辨症良方

活人心法（朱权）

卫生家宝方

见心斋药录

寿世简便集

医方大成论

医方考绳愆

鸡峰普济方

饲鹤亭集方

临症经验方

思济堂方书

济世碎金方

揣摩有得集

亟斋急应奇方

乾坤生意秘韫

简易普济良方

内外验方秘传

名方类证医书大全

新编南北经验医方大成

临证综合

医级

医悟

丹台玉案

玉机辨症

古今医诗

本草权度

弄丸心法

医林绳墨

医学碎金

医学粹精

医宗备要

医宗宝镜

医宗撮精

医经小学

医垒元戎

证治要义

松厓医径

扁鹊心书

素仙简要

慎斋遗书

折肱漫录

济众新编

丹溪心法附余

方氏脉症正宗

世医通变要法

医林绳墨大全

医林纂要探源

普济内外全书

医方一盘珠全集

医林口谱六治秘书

识病捷法

温　　病

伤暑论

温证指归

瘟疫发源

医寄伏阴论

温热论笺正

温热病指南集

寒瘟条辨摘要

内　　科

医镜

内科摘录

证因通考

解围元薮

燥气总论

医法征验录

医略十三篇

琅嬛青囊要

医林类证集要

林氏活人录汇编

罗太无口授三法

芷园素社痎疟论疏

女　　科

广生编

仁寿镜

树蕙编

女科指掌

女科撮要

广嗣全诀

广嗣要语

广嗣须知

孕育玄机

妇科玉尺

妇科百辨

妇科良方

妇科备考

妇科宝案

妇科指归

求嗣指源

坤元是保

坤中之要

祈嗣真诠

种子心法

济阴近编

济阴宝筏

秘传女科

秘珍济阴
黄氏女科
女科万金方
彤园妇人科
女科百效全书
叶氏女科证治
妇科秘兰全书
宋氏女科撮要
茅氏女科秘方
节斋公胎产医案
秘传内府经验女科

儿　　科

婴儿论
幼科折衷
幼科指归
全幼心鉴
保婴全方
保婴撮要
活幼口议
活幼心书
小儿病源方论
幼科医学指南
痘疹活幼心法
新刻幼科百效全书
补要袖珍小儿方论
儿科推拿摘要辨症指南

外　　科

大河外科
外科真诠
枕藏外科
外科明隐集
外科集验方
外证医案汇编
外科百效全书
外科活人定本
外科秘授著要
疮疡经验全书
外科心法真验指掌
片石居疡科治法辑要

伤　　科

正骨范
接骨全书
跌打大全
全身骨图考正
伤科方书六种

眼　　科

目经大成
目科捷径
眼科启明
眼科要旨
眼科阐微
眼科集成
眼科纂要
银海指南
明目神验方
银海精微补

医理折衷目科

证治准绳眼科

鸿飞集论眼科

眼科开光易简秘本

眼科正宗原机启微

咽喉口齿

咽喉论

咽喉秘集

喉科心法

喉科杓指

喉科枕秘

喉科秘钥

咽喉经验秘传

养　　生

易筋经

山居四要

寿世新编

厚生训纂

修龄要指

香奁润色

养生四要

养生类纂

神仙服饵

尊生要旨

黄庭内景五脏六腑补泻图

医案医话医论

纪恩录

胃气论

北行日记

李翁医记

两都医案

医案梦记

医源经旨

沈氏医案

易氏医按

高氏医案

温氏医案

鲁峰医案

赖氏脉案

瞻山医案

旧德堂医案

医论三十篇

医学穷源集

吴门治验录

沈芊绿医案

诊余举隅录

得心集医案

程原仲医案

心太平轩医案

东皋草堂医案

冰壑老人医案

芷园臆草存案

陆氏三世医验

罗谦甫治验案

临证医案笔记

丁授堂先生医案

张梦庐先生医案

养性轩临证医案

养新堂医论读本

祝茹穹先生医印

谦益斋外科医案

太医局诸科程文格

古今医家经论汇编

莲斋医意立斋案疏

医　史

医学读书志

医学读书附志

综　合

元汇医镜

平法寓言

寿芝医略

杏苑生春

医林正印

医法青篇

医学五则

医学汇函

医学集成

医学辩害

医经允中

医钞类编

证治合参

宝命真诠

活人心法（刘以仁）

家藏蒙筌

心印绀珠经

雪潭居医约

嵩厓尊生书

医书汇参辑成

罗氏会约医镜

罗浩医书二种

景岳全书发挥

新刊医学集成

寿身小补家藏

胡文焕医书三种

铁如意轩医书四种

脉药联珠药性食物考

汉阳叶氏丛刻医集二种

责任编辑　周　欣
封面设计　古　骥

内容提要

《内经运气病释》九卷，清代陆懋修著。前七卷专取《素问》运气七篇大论，以及《六节藏象论》中运气变化与疾病关系的原文，进行归类、注释、阐发，特别注重从运气角度解释病机。后二卷取宋代陈无择《三因极一病证方论》中的16首方剂、清代嘉庆年间缪问《司天方论》对方剂的分析。书后附《内经遗篇病释》一卷，是对《素问》遗篇的病证注释、分述五疫推算机理。又附《内经运气表》一卷，以13份表格演绎运气推算。本次整理以《世补斋医书》清光绪十年（1884）初刻本为底本。

上架建议　中医古籍

ISBN 978-7-5132-2347-8
定价：30.00元